제3기 인생 길라잡이 시리즈 9

건강 장수를 위한 식생활

이 연 숙

서울대학교출판부

'제3기 인생 길라잡이 시리즈' 출판에 즈음하여

인생칠십고래희(人生七十古來稀: 사람이 70년 산다는 것은 옛날부터 아주 드문 일)라는 말은 아득한 옛말이 되고 말았다. 인생 80세는 보통이고 90세 아니 100세까지도 가능한 세상이 되었기 때문이다.

요즈음 60세부터를 노인이라 생각하는 사람들은 거의 없다. 60세가 되어도 앞으로 20년, 즉 지금까지 살아온 인생의 3분의 1은 더 살 수 있게 되었기 때문이다. 60세 이후 살아갈 20년 이상 세월은 결코 짧은 시간이 아니며 참으로 소중하고 의미 있는 시간이다.

우리나라에서 직장생활하는 사람들은 주로 50대 중반에서 60세 사이에 은퇴한다. 은퇴라는 말은 지금까지 하던 일을 그만둔다는 뜻일 뿐이지 아무 활동도 하지 않는다는 뜻은 아니다. 60세부터 남은 인생 20년 이상은 스스로 계획하여 의미 있고 보람되게 보낼 수 있는 시간이다.

지난 20~30년 동안 노년기에 있는 사람들에게 배움의 기회를 마련해 주고 여생을 알차고 뜻 깊게 보내는 데 도움을 주려는 의미에서 노인대학(노인학교 또는 노인교실 거의 같음)이 많이 생겨났다.

그러나 노인대학을 운영하는 데 가장 큰 어려움은 내용이 알차고 의미 있는 교재가 없다는 것이다. 서울대학교 노화 · 고령사회연구소와 서울대학교출판부는 이의 필요성을 절감하고 노인대학에서 공부하는 사람들이 여생을 잘 계획하여 후회 없이 보내는 데 도움이 될 수 있는 교재를 만들기로 하였다.

퇴직 후 건강하게 지내는 시기를 '제3기 인생'이라 한다. 노인대학에서 공부하는 분들은 모두 제3기 인생에 속한 분들이기 때문에 교재 시리즈를 '제3기 인생 길라잡이 시리즈'로 정하였다. 이 시리즈는 노인대학에서 공부하는 사람들은 물론 제3기 인생에 속하는 모든 분들과,

앞으로 다가올 제3기 인생을 준비하시는 분들에게 도움을 드리고자 마련하였다.

많은 분들이 이 시리즈를 읽고 제3기 인생을 의미 있고 보람되게 계획하여 더욱 아름다운 여생을 만들어 가는 데 도움이 되기를 바라는 마음 간절하다.

2007년 9월

서울대학교 노화 · 고령사회연구소 소장 박상철

서울대학교출판부 부장 최성재

차례

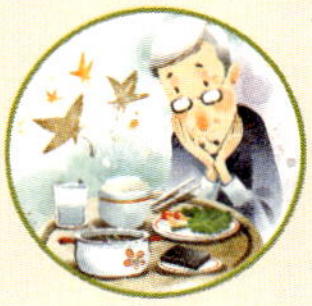

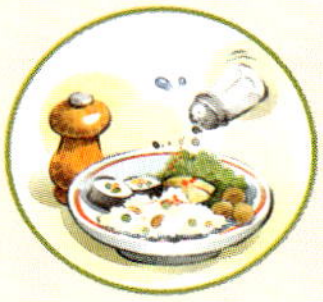

1 식생활과 건강

인간은 누구나 나이가 들어가도 젊은 모습을 유지하면서 건강하게 장수하기를 원한다. 그러나 성인기 이후부터 노화현상이 일어나면서 생리기능이 점점 퇴화하고 만성 퇴행성 질환을 수반하게 된다. 이러한 질환은 노화를 더욱 촉진시키는 악순환을 반복하게 한다. 노화의 개시 시기와 진행속도는 개인에 따라서 모두 다르게 나타나며 개인 차가 크다.

이는 노화과정과 만성질환의 발생이 식생활을 비롯한 운동, 휴식, 흡연, 음주, 취미 등 개인의 건강과 관련된 생활습관에 따라 크게 영향을 받기 때문이다.

그림 1-1은 만성질환에 대하여 영향을 미치는 요인으로 의료, 환경, 생활습관, 유전 가운데 생활습관이 가장 크게 영향을 미치고 있음을 제시한 것이다.

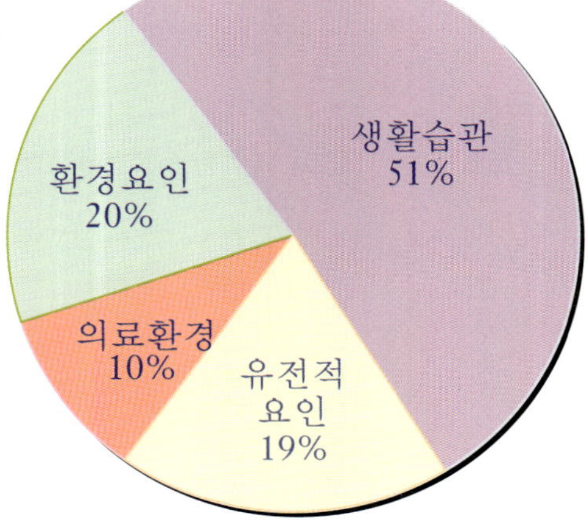

그림 1-1 만성질환에 영향을 미치는 요인

노화속도를 늦추고 질병 없이 오랫동안 건강한 삶을 유지하기 위해서는 올바른 식생활과 생활습관으로 질병을 예방하는 것이 가장 중요하다는 점을 부인할 사람은 없다.

그림 1-2에 제시한 대로 건강의 3요소는 영양, 운동, 휴식이다. 그러므로 건강을 유지, 증진시키기 위해서는 이 세 가지가 일상생활 속에서 서로 조화를 잘 이루어야 한다.

그러면 올바른 식생활이란 무엇이며, 어떻게 실천할 수 있을 것인가?

왜 사람은 음식을 먹어야 하는가?

식품이란 무엇인가?

왜 식품을 골고루 먹어야 하는가?

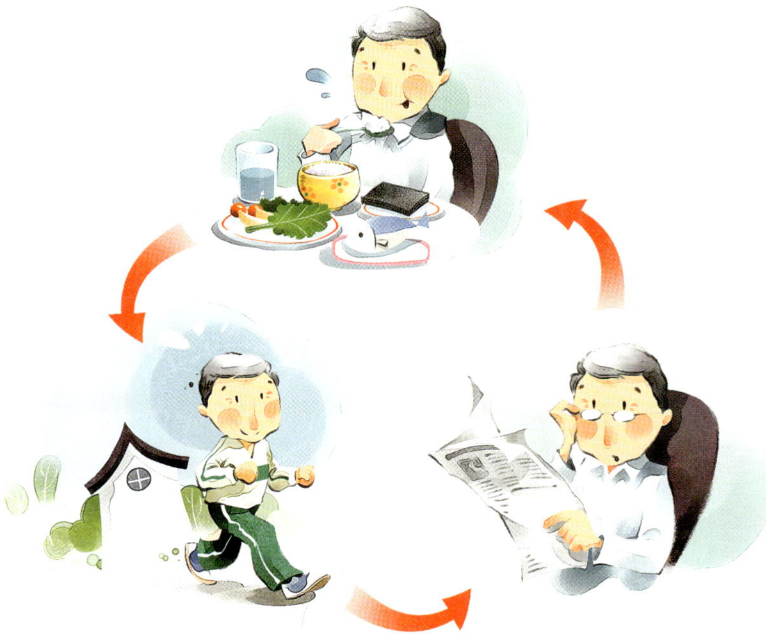

그림 1-2 건강의 3요소

좋은 식품에는 어떤 것들이 있는가?

얼마나 많은 음식을 먹어야 하는가?

합리적인 식생활 관리란 어떤 것인가?

건강 장수하기 위해서 어떤 음식이 좋은가?

만성질환에는 어떤 식사요법이 필요한가?

우리는 매일 세 끼 식사를 하고, 하루 중 적어도 세 시간 이상을 식생활에 소비하면서도 위와 같은 질문에 제대로 대답하기 어렵다.

제3기 인생의 식생활은 노화를 지연시키고 만성 퇴행성 질환의 발생을 예방하는 데 초점이 맞추어져야 한다. 또한 노화과정이나 만성질환이 더 이상 진행되는 것을 막을 수 있어야 한다. 이러한 식생활 계획을 '방어영양Defensive Nutrition' 이라고 하는데, 이의 핵심적인 내용은 식물성 식품을 위주로 한 식사를 적당량 섭취하는 식생활을 함으로써 우리 몸의 병에 대한 저항력을 키우는 것이다. 방어영양 이론에서는 위와 같은 식생활뿐 아니라 바람직한 생활습관과 표준(정상)체중의 유지 역시 강조하고 있다.

현대사회에서 노인들의 건강문제와 그에 따른 비용은 개인뿐 아니라 국가적으로도 큰 이슈가 되고 있다. 단순하게 수명이 연장되기보다는 '건강 수명' 의 연장에 목표를 두고 개인과 지역사회, 나아가서는 국가적으로 노인의 건강과 활력이 보장되는 사회가 될 수 있도록 최선을 다해야 할 것이다.

최근 우리나라에서도 국가적 차원에서 그리고 각 지역사회에서 노인들의 영양개선을 위한 여러 가지 영양지원 체계를 구축하기 위해서 노력하고 있다. 이때 무엇보다도 건강한 식생활과 생활양식을 잘 알고 실천하는 개인적인 노력이 가장 중요하다.

1. 신체구성과 영양소

몸은 섭취한 음식에 따라 만들어진다고도 하고, 아니라고도 한다. 과연 음식물과 몸은 어떤 관계가 있는 것일까? 모든 생물체는 각기 유전자의 명령에 따라 음식물로부터 얻은 원료를 가지고 세포에서 몸을 만들어 간다. 즉, 동일한 음식을 섭취하더라도 사람은 사람의 몸을 만들고 돼지는 돼지의 몸을 만든다. 이것은 사람과 돼지의 유전자가 다르기 때문이다.

다시 말하면 신체 구성성분은 우리가 매일 섭취하는 영양소로부터 만들어지지만, 음식물 중에 함유되어 있는 영양소의 함량이나 비율이 신체의 구성 성분비와는 일치하지 않는다는 것이다(표 1-1).

그러면 사람의 세포는 무엇으로부터 몸을 만드는 재료를 얻어야 하는가? 그 재료는 영양소nutrients이며, 영양소는 식품 속에 포함되어 있는 화학물질이다. 따라서 건강한 몸을 만들기 위해서는 세포가 언제든지 필요한 재료를 쉽게 공급받을 수 있도록 끊임없이 필요한 영양소를 신체의 내부와 외부에서 공급해 주어야 한다. 체내에서 공급받는 영양소는 물질의 합성과 분해라고 하는 대사과정을 통해 확보될 수 있으며, 체외에서는 음식물을 통해서만이 확보될 수 있다. 이때 체내 필요한 영양소 중 어느 하나의 영양소라도 과잉이나 결핍되었을 때에는 체

표 1-1 신체와 식품의 구성성분 비교

구성성분 사람	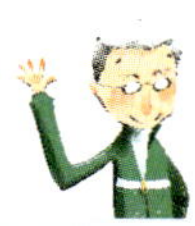 성인 남성	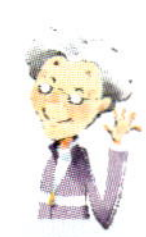 성인 여성	식품 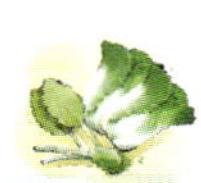 채소류	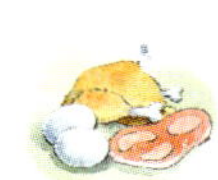 육류
수분	62%	58%	88%	54%
지방	16%	22%	0%	18%
단백질	16%	15%	3%	27%
탄수화물	1% 이하	1% 이하	8%	0%
무기질	6%	5%	1%	1%

내 대사적 균형은 깨지며, 신체를 구성하는 세포, 조직, 기관들은 그 기능을 충분히 발휘할 수 없게 되어, 결국 건강상태를 유지할 수 없다.

따라서 신체가 필요로 하는 모든 영양소가 골고루 함유된 음식물을 섭취함으로써 우리 몸이 필요한 재료를 언제든지 잘 이용할 수 있으며, 이것이 건강을 유지, 증진시키기 위한 식생활의 기본이라고 할 수 있다.

다시 말하면 올바른 식생활의 가장 필수적인 요건은 영양소를 골고루 함유한 '균형식balanced diet'을 섭취하는 것이라고 할 수 있다.

2. 영양소의 종류와 체내 기능

우리 몸에 필요한 영양소는 40~50종에 이르고 있으며, 크게 탄수화물carbohydrates, 단백질proteins, 지질lipids, 비타민vitamins, 무기질minerals, 물water의 여섯 가지로 나눈다, 근래에 와서는 식이섬유dietary fiber가 건강에 중요한 역할을 하기 때문에 6대 영양소로 물 대신 식이섬유를 넣기도 한다. 물은 생명유지의 필수불가결한 물질로 공기와 마찬가지로 쉽게 얻어질 수 있기 때문이다. 이 중 탄수화물, 단백질, 지질은 3대 영양소라고 하며, 체내에서 에너지를 생성하고, 체성분을 구성하는 영양소로 작용하므로 에너지영양소라고 한다. 비타민과 무기질은 에너지를 생성하는 데 보조적인 영양소로서, 생리기능과 대사과정을 조절하는 중요한 역할을 맡고 있으므로 조절영양소라고 한다. 즉 우리 몸은 생명을 유지하고 생명활동과 대사과정을 영위하기 위해서 영양소를 이용하여 끊임없이 에너지를 생성하며, 체성분을 갱신하고, 대사과정에서 생긴 불필요한 물질은 배설하면서 조직과 기관이 정상적으로 작용할 수 있도록 한다. 이러한 모든 영양과정은 체내에서 영양소들이 각기 고유한 역할을 가지고 있으면서 또한 영양소 상호 간에 밀접한 관계 속에서 서로 협동함으로써 원활하게 이루어질 수 있다. 체내에서 합성하지 못하거나, 체내요구량을 쉽게 채울 수 없기 때문에 반드시 식품을 통해

표 1-2 필수영양소의 종류

<table>
<tr><th colspan="2">영양소</th><th colspan="2">필수영양소</th></tr>
<tr><td rowspan="3">에너지
영양소</td><td>탄수화물</td><td colspan="2">포도당</td></tr>
<tr><td>지방(지질)</td><td colspan="2">리놀레산, 리놀렌산</td></tr>
<tr><td>단백질</td><td colspan="2">히스티딘, 이소루신, 루신, 리신, 메티오닌
페닐알라닌, 트레오닌, 트립토판, 발린</td></tr>
<tr><td rowspan="5">조절
영양소</td><td rowspan="2">비타민</td><td>수용성 비타민</td><td>티아민, 리보플래빈, 니아신, 판토텐산, 비오틴, 비타민B_6, 비타민B_{12}, 엽산, 비타민 C</td></tr>
<tr><td>지용성 비타민</td><td>비타민 A, D, E, K</td></tr>
<tr><td rowspan="2">무기질</td><td>다량 무기질</td><td>칼슘, 염소, 마그네슘, 인,
포타슘, 소디움, 황</td></tr>
<tr><td>미량 무기질</td><td>크롬, 구리, 불소, 요오드, 철,
망간, 몰리브덴, 셀레늄, 아연</td></tr>
<tr><td>물</td><td>물</td><td></td></tr>
</table>

공급되어야 하는 영양소를 필수영양소essential nutrients라고 한다(표 1-2).

1) 탄수화물

탄수화물은 당류와 식이섬유소로 크게 나누며, 에너지를 생성하는 당류는 단당류, 이당류, 올리고당류 및 다당류로 나뉜다. 우리가 섭취하는 대부분의 탄수화물은 다당류에 속하는 전분으로 되어 있다. 전분은 소화과정을 거쳐 포도당으로 흡수되어 혈당blood glucose이 되며, 곧 체내에서 대사되어 1그램당 4칼로리(4kcal/g)의 에너지를 생성한다(표 1-3). 나머지 포도당은 공복시에 혈당치를 일정하게 유지하기 위해서 간과 근육에 글리코겐으로 저장되거나, 지방조직에 지방으로 저장된다.

탄수화물은 주로 광합성에 의해서 식물의 열매, 뿌리, 줄기, 잎에 저장되어 있으므로, 급원식품으로는 곡류와 감자류를 들 수 있다.

표 1-3 탄수화물의 종류와 체내 기능

종류	단당류: 포도당, 과당, 갈락토스 이당류: 서당, 맥아당, 유당 올리고당류: 프락토올리고당, 이소말토올리고당, 갈락토올리고당 다당류: 전분, 글리코겐, 식이섬유소(dietary fiber)
체내기능	에너지 생성(4kcal/g), 단백질 절약 작용, 지방의 불완전산화 방지, 혈당원, 단맛과 향미 제공
급원식품	곡류 및 감자류

2) 지질

지질은 중성지방, 인지질, 콜레스테롤 등을 포함하는데 우리가 가장 많이 섭취하는 것이 중성지방이다. 중성지방TG: triglycerides은 지방fat 또는 유지oil라고도 하는데, 이것은 글리세롤과 지방산으로 구성되어 있다. 지방산은 지방산의 길이, 이중결합의 수, 이중결합의 위치에 따라서 그 명칭이 다양하다(표 1-4).

예를 들어 이중결합이 있으면 불포화지방산이라고 하고, 이중결합이 없으면 포화지방산이라고 한다. 포화지방산은 동물성 식품, 코코넛유, 마가린에 많이 함유되어 있으며, 불포화지방산은 콩기름, 옥수수기름, 참기름 등 식물성 기름에 많이 함유되어 있다. 또 이중결합의 위

표 1-4 지질의 종류와 체내 기능

종류	지방산: 지방산의 길이, 이중결합수와 위치에 따라 다양 (포화지방산, 불포화지방산, 오메가지방산[ω-3, ω-6]) 중성지방: 글리세롤과 지방산 세 개의 에스테르 결합 (식물성지방, 동물성지방) 인지질 : 글리세롤에 지방산과 인산이 결합 콜레스테롤: 동물조직에만 존재함
체내기능	중성지방: 에너지 생성(9kcal/g), 필수지방산 공급, 저장에너지, 지용성 비타민 흡수, 장기보호, 체온조절 인지질과 콜레스테롤: 세포막과 신경조직의 구성성분, 호르몬과 담즙산의 전구체
급원식품	육류, 생선류, 식용유, 버터, 마가린

치에 따라서 오메가 6계열 지방산(ω-6), 또는 오메가 3계열 지방산(ω-3)이라고 한다.

지방은 체내에서 1그램당 9칼로리(9kcal/g)로 가장 많은 에너지를 생성하므로 에너지 효율이 좋다. 따라서 체내에서 사용하고 남은 여분의 에너지는 체지방으로 저장되는데, 중요한 것은 지방뿐만 아니라 당류의 섭취 과잉에 따른 여분의 에너지도 체지방으로 전환되어 몸에 저장된다는 것이다.

근래 여러 가지 만성질환의 주요 발병 원인 중 비만이 가장 중요한 위험인자라고 알려져 있다. 또한 심혈관계 질환이나 각종 암의 유발 원인 중 고지방식이 가장 중요한 위험인자로 알려지면서 지방의 섭취 제한에 많은 관심을 가지고 있다. 특히 포화지방의 섭취에 대해서 더욱 경계를 하고 있다. 그러나 지질은 지용성 비타민의 흡수와 이용을 위해서 반드시 필요한 영양소이다.

3) 단백질

단백질은 우리 몸의 골격과 근육을 구성하고, 대사과정에서 필수적인 대부분의 효소와 호르몬의 구성성분으로 생명유지에서 가장 중요한 영양소이다. 단백질은 20여 종의 아미노산이 수백 개, 수천 개, 또는 수만 개가 결합되어 만들어진 것이다. 단백질의 기본 구성성분인 아미노산은 체내에서 합성이 되지 않거나 부족하기 때문에 외부로부터 반드시 섭취해야 하는 필수아미노산과 체내에서 합성되는 불필수

표 1-5 단백질

종류	단순단백질(필수아미노산, 불필수아미노산) 복합단백질(지단백질, 당단백질, 인단백질 등)
체내기능	에너지 생성(4kcal/g), 골격과 근육 구성, 호르몬, 효소 등 주요 생체 기능 물질 합성, 생명활동 조절과 항상성 유지, 질병 방어, 면역 등
급원식품	육류, 생선류, 콩류, 유제품, 치즈

아미노산으로 구분된다(표 1-5). 식품단백질에는 질이 좋은 것과 그렇지 못한 것이 있는데, 식품단백질의 질은 체내이용률로 평가하는 생물가와 그 식품단백질의 아미노산 조성에 따라서 평가하는 화학가(아미노산가)로 평가한다. 예를 들어 생물가는 계란단백질은 96점, 우유단백질 90점, 쇠고기단백질 76점, 쌀단백질은 75점, 옥수수단백질 54점, 밀가루단백질 52점 정도로 평가된다. 화학가는 필수아미노산이 골고루 충분히 함유되어 있는 것을 질적으로 우수한 단백질이라고 하는데 계란단백질의 필수아미노산 조성(100점)을 기준으로 평가한다. 질이 낮은 단백질이라고 할지라도 부족한 아미노산을 보충할 수 있는 단백질과 혼합하여 먹으면 단백질의 질을 높일 수 있다. 예를 들어 쌀과 곡류는 대체로 리신과 트레오닌이 부족한데, 콩류는 메티오닌이 부족하다. 쌀밥에 콩 제품 반찬을 곁들이거나, 콩밥으로 혼합식을 먹으면 서로 보완되어 좋은 아미노산 조성을 갖게 되므로 질적으로 우수한 단백질이 될 수 있다. 또 질이 비교적 낮은 식물성 단백질과 질 좋은 동물성 단백질을 혼합하여 먹으면 단백질의 질을 높일 수 있다.

4) 비타민

비타민은 크게 지용성 비타민과 수용성 비타민으로 나눈다. 지용성 비타민은 지방에 용해되는 것으로 대표적인 것으로 비타민 A, D, E, K를 들 수 있다. 수용성 비타민에는 물에 용해되는 비타민 B군과 비

표 1-6 비타민의 종류와 체내 기능

	지용성 비타민(fat-soluble)	수용성 비타민(water-soluble)
종류	비타민 A, D, E, K	비타민 B군: B_1(티아민), B_2(리보플래빈), 니아신, B_6, B_{12}, 엽산, 판토텐산, 비오틴, 비타민 C
기능	비타민 A: 시각기능, 세포분화 비타민 D: 칼슘이용성 증진 비타민 E: 항산화, 노화방지 비타민 K: 혈액응고	비타민 B군: 영양소 대사 엽산, 비타민 B_{12}: 세포분열, 적혈구 생성 비타민 C: 결합조직 합성
결핍증	비타민 A: 야맹증 비타민 D: 골연화증, 골다공증 비타민 K: 혈액응고 지연	비타민 B군: 각기병, 성장부진, 피부염 엽산, 비타민 B_{12}: 빈혈 비타민 C: 괴혈병, 감염
주요 급원 식품	비타민 A: 동물의 간, 생선 간유, 달걀, 당근, 늙은 호박, 김 비타민 D: 생선간유, 달걀, 비타민 D 강화우유 비타민 E: 식물성 기름, 씨앗, 녹황색 채소, 마가린, 쇼트닝 비타민 K: 녹황색채소, 간, 곡류, 과일	티아민: 돼지고기, 전곡, 두류 리보플래빈: 우유, 육류, 시금치 니아신: 참치, 닭고기, 버섯, 땅콩 엽산: 시금치, 녹색 잎채소, 오렌지주스, 아스파라거스, 멜론 비타민 B_{12}: 동물성 식품(내장육, 굴, 조개류) 비타민 C: 감귤류, 오렌지, 자몽, 토마토, 딸기, 양배추

타민 C, 엽산 등이 포함된다.

비타민은 체내 대사과정에서 조절기능을 맡고 있는데, 극히 미량이 필요하다. 그러나 부족하면 결핍증을 나타내고, 과잉으로 섭취하면 과잉증을 나타낸다(표 1-6).

5) 무기질

무기질은 미네랄이라고도 하는데, 체내에 함량이나 필요량에 따라서 다량무기질과 미량무기질로 나눈다(표 1-7).

다량무기질에는 7종이 있으며, 칼슘(Ca), 인(P), 마그네슘(Mg), 나트륨(소디움; Na), 칼륨(포타슘; K), 염소(Cl), 황(S)이 이에 포함된다.

미량무기질은 아주 미량으로 체내에 존재하는데 그 기능이 밝혀진 것도 있고, 아직 기능이 밝혀져 있지 않은 것도 있다. 기능이 잘 알려져 있는 미량무기질로는 철(Fe), 아연(Zn), 요오드(I), 불소(F) 등을 들 수 있다. 무기질은 체내 대사과정이 원활하게 이루어질 수 있도록 하며, 체내에서 기능하는 물질의 구성성분이 된다.

예를 들면 칼슘과 인은 뼈의 주요 구성성분이 된다. 음식물로부터 칼슘의 섭취가 부족하면 뼈에서 칼슘이 용해되어 혈액으로 칼슘을 공급하게 된다. 또 철은 산소를 운반하는 헤모글로빈의 구성성분으로 섭취가 부족하면 빈혈을 일으킨다. 식품 중에 함유되어 있는 무기질은 체내에서의 이용률이 각기 다 다르고, 이용률이 대체로 낮다. 또 같이

표 1-7 무기질의 종류와 급원식품

다량 무기질	하루에 100mg 이상 필요로 하는 무기질: 칼슘, 인, 마그네슘, 소디움, 포타슘, 염소, 황
주요 급원식품	칼슘: 우유 및 유제품, 뼈째 먹는 생선, 녹색채소 인: 유제품, 어육류, 제빵류, 탄산음료, 곡류 마그네슘: 전곡, 녹황색 채소, 견과류, 콩류 소디움(나트륨): 식탁염, 양념류, 육류, 가공식품 포타슘(칼륨): 시금치, 호박, 바나나, 채소, 과일류, 전곡류 염소: 식탁염, 가공식품 황: 단백질 식품
미량 무기질	철, 아연, 구리, 불소, 요오드, 망간, 셀레늄, 크롬, 몰리브덴 등
주요 급원식품	철: 육류, 어패류, 가금류, 콩류, 녹색채소 아연: 패류(굴, 게 등), 육류, 우유, 요구르트 구리: 육류(간, 내장), 패류, 배아 요오드: 미역, 김, 해산물 불소: 해조류, 어류 망간: 견과류, 전곡류 셀레늄: 새우, 패류, 어류, 견과류 크롬: 달걀, 간, 전곡, 견과류 몰리브덴: 밀배아, 전곡류, 간, 우유 및 유제품

섭취하는 다른 여러 가지 영양소에 의해서 영향을 많이 받는다.

6) 식이섬유

식이섬유dietary fiber란 다당류에 속하지만 에너지를 생성하지 않는 불소화물을 말한다. 근래 식이섬유는 당뇨병과 관상동맥 심장질환, 그리고 대장암과 관련된 위험요소들을 낮춰주는 것으로 알려져 있다. 식이섬유는 물을 보유하는 성질이 있어서 장운동을 촉진시키고 대변량을 증가시킴으로써 대장기능을 좋게 한다. 또한 식이섬유는 식사의 에너지 밀도를 낮추고 만복감을 갖게 하여 변비증상을 완화시킴으로써 비만의 예방과 치료에도 도움이 된다. 곡류, 과일류 또는 채소류 등에는 식이섬유와 식물성 화학물질phytochemicals이 함께 존재하고 있어서 건강을 위해 더욱 효과적이다.

3. 식품의 역할과 구성성분

앞에서 기술한 대로 우리 몸을 구성하고 성장 발육하며 건강생활을 영위하기 위해서는 각종 영양소들이 필요하며, 그 영양소들은 식품을 통해서 얻어진다. 근래에 와서는 식품 이외에도 영양보충제나 건강기능성 식품에 의해서도 공급될 수 있다.

그렇다면 우리는 식품을 왜 먹는가? 단순히 살기 위해서(생명유지와 생존)만은 아닐 것이다. 먹을거리가 풍부한 오늘날 먹는다는 것은 배고픔을 채우기 위해서라기보다는 먹는 즐거움과 맛과 건강을 위한 행위가 되었다. 즉, 과거 먹을거리가 부족했을 때에는 음식물의 역할에서 영양소를 공급하여 생명을 유지하는 것이 가장 중요한 이유였지만, 먹을거리가 풍부한 요즈음에는 먹는 즐거움과 건강이라는 이유가 더 크고 중요한 요소가 된 것이다.

그림 1-3에 제시한 것처럼 식품Food은 이와 같은 우리의 먹는 이유를 충족시켜준다. 식품은 생존과 성장에 필요한 영양소를 포함하고, 다양한 색깔과 향 그리고 질감을 가지고 있어서 맛과 5감각을 즐길 수 있다. 그리고 어떤 식품들은 영양소와 맛을 가지고 있지 않다고 하더라도 질병 예방이나 치료에 도움을 주는 건강기능성 성분을 포함하고 있다.

영양보충제dietary supplement는 정제 분리된 영양소를 포함하는 정제Pill, 액체Liquid 또는 분말Powder로서 이들을 통해서도 영양소를 얻을 수 있으나, 먹는 즐거움을 주지는 못한다.

한편 건강기능성 성분dietary functional components이란 건강기능을 목적으로 식품원료에 들어 있는 성분을 추출, 농축, 정제, 혼합 등의 방법으로 제조, 가공한 것으로, 이것 또한 영양소 공급이나 먹는 즐거움의 역할은 다 할 수 없다. 따라서 식품만이 식생활의 목적을 다 채워줄 수 있는 것이다.

4. 올바른 식생활의 기초

그러면 우리가 어떤 식사를 하면 좋은 영양상태를 유지할 수 있으며, 나아가서는 건강을 증진health promotion시키고 질병을 예방할 수 있을 것인가? 또는 우리에게 가장 합리적인 식생활 패턴은 어떤 것인가?

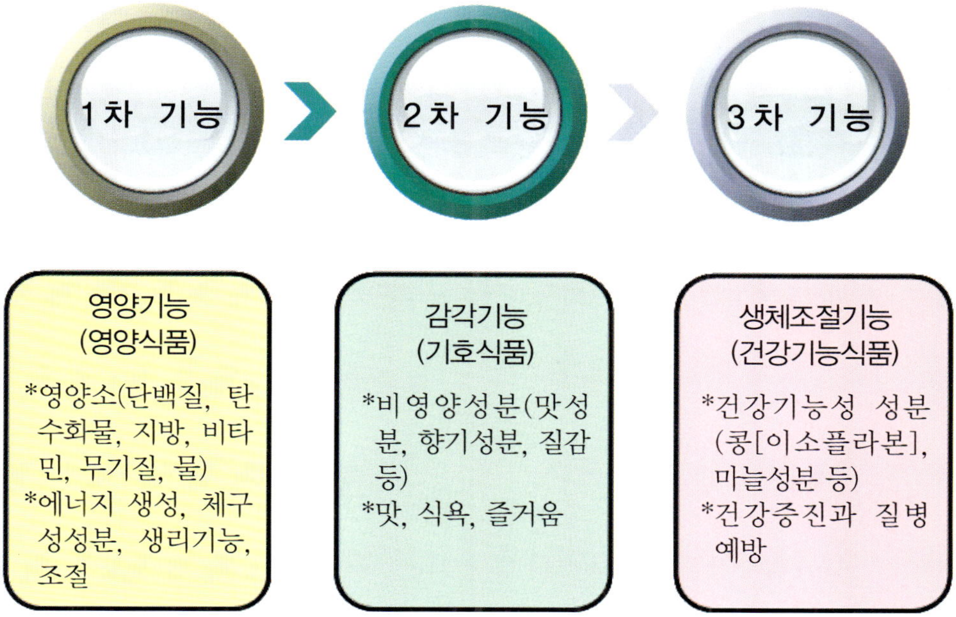

그림 1-3 식품의 역할과 구성성분

이 문제는 실제로 매우 어려운 과제이다. 왜냐하면 개인 또는 집단이 처해 있는 유전genetic뿐만 아니라 신체적physical, 생리적physiological, 환경적environmental, 사회적social 조건이 다 다르고, 영양소의 요구도도 각기 다르기 때문이다. 또 식생활 환경이나 생활환경도 다 다르기 때문에 개인의 특수성을 고려하지 않고 융통성 없이 일률적으로 영양지식을 적용할 수 없기 때문이다. 이와 같이 개인의 생리적 · 대사적 특수성을 고려한 영양학을 맞춤영양personalized nutrition이라고 한다.

여기서 합리적인 식생활이란 '올바른 영양을 기초로 한 식사'임을 강조하며 누가, 무엇을, 얼마나, 어떻게 섭취할 것인가로 나누어 생각해 보기로 한다.

1) 누가 먹을 것인가?

일반적으로 영양이나 건강을 생각할 때 '누가 먹을 것인가?' 에 대한 관심은 '무엇을 먹을 것인가?' 에 대한 것에 비해 매우 적은 것 같다. 동일한 음식물이라고 할지라도 섭취하는 각 개인의 신체적 · 생리적 조건에 따라 체내에서의 대사, 처리 이용능력은 매우 다르다.

우선 건강인과 환자에 따라서 식생활 패턴은 달라야 하며, 건강인에게서도 성장 발육기의 어린이와 청소년, 성인, 노인, 또는 임신부와 수유부에 따라 영양소의 대사율이나 요구정도는 각기 다르다. 즉 성인에게는 영양소의 평형유지량만으로도 충분하지만, 성장 발육기에는 평형유지량에 성장발육에 필요한 영양소를 부가해주어야 한다. 또 임신부에게는 태아의 발육에 필요한 영양소를, 수유부에게는 모유의 분비와 영아 양육에 필요한 양을 부가해주어야 한다. 노인에게는 노화에

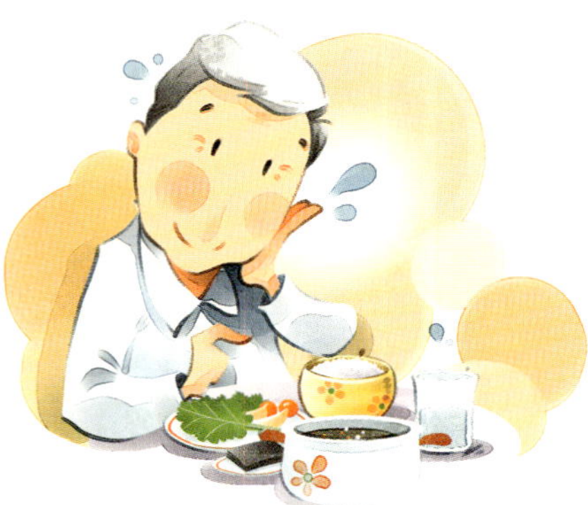

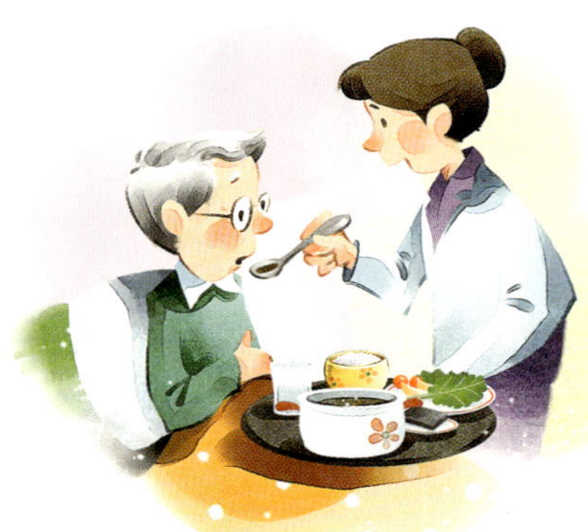

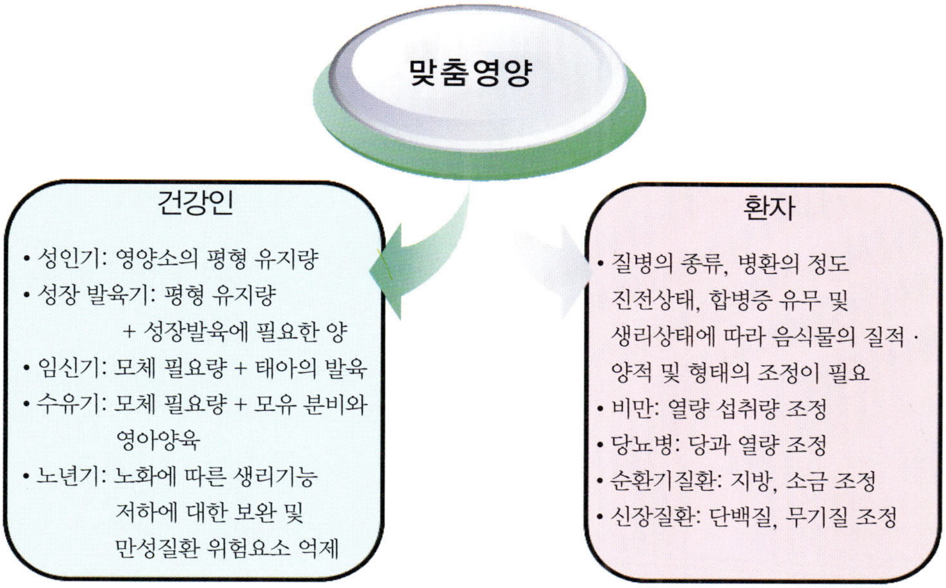

그림 1-4 신체, 생리조건을 고려한 맞춤영양

따른 생리기능 저하를 보완할 수 있는 필요한 영양소를 질적 양적으로 고려하여야 한다. 또 환자에게는 질병의 종류, 병환의 정도, 진전상태, 합병증 유무 및 생리상태에 따라 음식물의 질적 · 양적 및 형태의 조정이 필요한 것이다(그림 1-4).

2) 무엇을 먹을 것인가?

이미 기술한 바와 같이 우리가 섭취하는 식품은 매우 다양하며 각각 영양소의 종류나 함량이 다른 영양적 특성을 가지고 있다. 어떤 식품도 영양적으로 완전한 식품은 없으며 굳이 완전식을 든다면 모유가 젖

먹이에게 일정기간 완전식이 될 수 있다. 그리고 완전식인 모유를 흉내 내서 모유에 들어 있는 알려진 영양성분들을 배합하여 만들어진 것이 영아용 조제분유infant formula이다. 따라서 완전식이란 적절한 식품의 배합을 통해서만이 얻어질 수 있는데, 단순한 식품의 종류나 형태의 배합에 의해서가 아닌 그 식품에 포함되어 있는 영양소의 배합에 의해서 얻어질 수 있다.

그러면 어떻게 식품들을 배합하여 식사를 구성하여야 하는가? 영양적으로 균형 잡힌 식사는 우리의 식생활에서 가장 중요하다. 이를 위해서 과거에는 우리나라 상용식품류를 그것에 포함되어 있는 주요 영양소 함량을 근거로 하여 다섯 가지 기초식품군으로 나누어 활용하도록 하였다. 1995년부터 우리나라에서는 균형 잡힌 식사구성을 좀 더 쉽게 하기 위해서 식품을 종류에 따라 식품군으로 분류하고, 식품섭취량(1인 1회 분량)을 고려하여 한국인 식사구성안과 식품구성탑을 설정하였다. 식품군은 〈곡류 및 전분류〉 〈고기, 생선, 계란, 콩류〉 〈채소 및 과일류〉 〈우유 및 유제품〉〈유지 및 당류〉로 분류하였다. 식품구성탑은 5층으로 되어 있으며, 각층의 위치와 크기는 실제 식생활에서 차지하는 중요도와 양을 개념적으로 표현한 것이다(그림 1-5).

균형balance이란 다섯 층에 포함되어있는 식품군이 골고루 빠짐없이 포함되어야 한다는 것을 의미하며 다양성variety이란 식품군 내에서 식품의 여러 가지 종류를 가지고 다양하게 식사를 구성하는 것을 말한다.

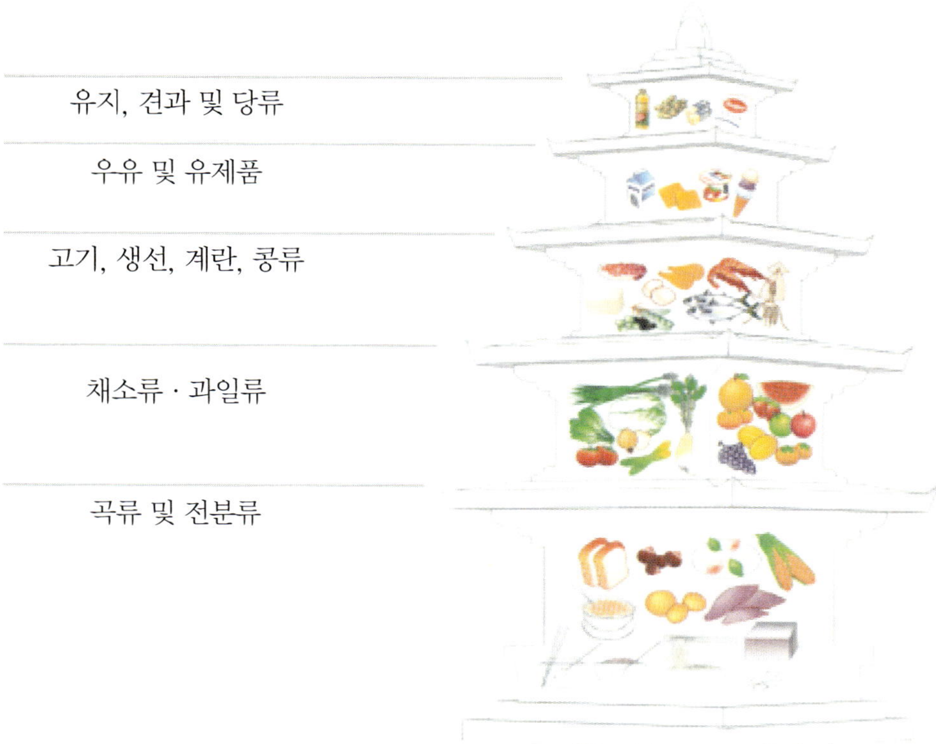
유지, 견과 및 당류
우유 및 유제품
고기, 생선, 계란, 콩류
채소류 · 과일류
곡류 및 전분류

그림 1-5 우리나라의 식품구성탑, 한국영양학회, 2005

3) 얼마나 먹을 것인가?

우리가 좋은 영양상태를 유지하기 위하여 섭취해야 할 영양소의 적정섭취량을 결정하는 것은 영양학의 중요한 과제이다. 그러나 대상 즉 개인 또는 집단에 따라 체격, 연령, 성, 유전적 소질, 활동정도, 생활환경 등이 모두 다르기 때문에 아직 어떤 법칙성을 제시하지 못하고 있는 실정이다. 다만 각국에서는 국민의 영양섭취실태나 식량수급실태

등을 근거로 하여 연령별, 성별로 영양소별 섭취 권장량을 정하고 있다.

우리나라에서도 1962년 처음으로 '한국인의 영양권장량RDAs'이 책정된 이래 여섯 차례의 수정을 거쳐 2000년 제7차 개정판이 출간되어 있다. 그러나 최근 2005년에는 '한국인영양섭취기준DRIs'으로 바뀌었는데, 이것은 권장섭취량RI뿐 아니라 평균섭취량EAR, 충분섭취량AI, 상한섭취량UL 등 새로운 개념을 도입한 것이다. 이러한 영양 권장량들은 실험적 · 통계적 · 행정적인 여러 가지 요인을 기초로 하여 결정된 것이어서 개인보다는 국가 또는 지역사회의 건강한 인구집단을 대상으로 평가할 때 좋은 양적 기준치로서 이용될 수 있다. 즉 국가와 지역의 식품 수급 정책 수립, 영양 정책 수립 및 식사계획, 또는 영양상태 평가의 기초 자료나 척도로서 이용될 수 있다.

한편, 개인에게도 1일 영양권장량을 이용하고 있지만 수치를 너무 엄격하게 적용할 수는 없다. 왜냐하면 권장량을 기준으로 한 섭취허용 수준은 상당한 범위를 가지며 영양소마다 모두 다르기 때문이다.

예를 들어 영양평가 시 1일 에너지 섭취량이 권장량의 80~130% 수준일 때 대체로 괜찮다고 평가되고 있으나, 칼슘의 경우 권장량의 3~4배인 1일 2,500mg의 섭취도 무해하다고 평가되고 있다. 또 위의 용량이나 여러 장기에서의 영양소 처리 능력은 한계를 가지고 있으므로 그것에 알맞은 양을 과부족 없이 적당량을 섭취하는 것이 중요하다. 공복상태는 음식물 섭취의 좋은 지침이 될 수 있다. 성인의 경우

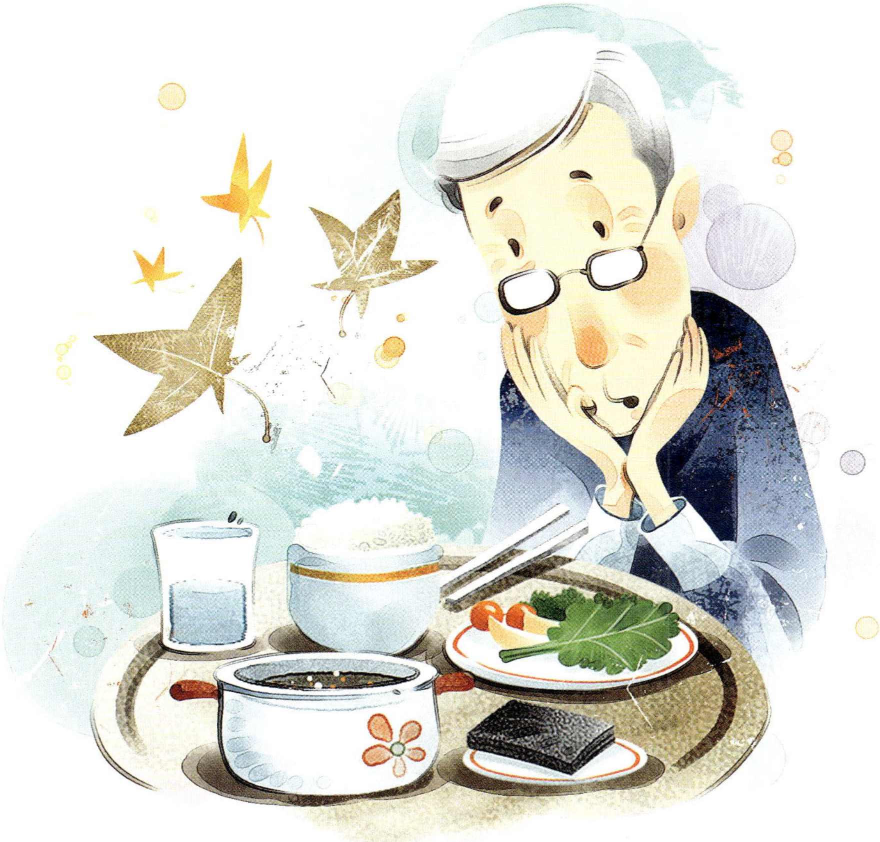

소식이 장수에 이롭다는 실험결과도 있으므로 배불리 먹기보다는 약간 모자란 듯한 위의 상태를 유지하는 것이 적당량moderation이라고 할 수도 있다.

4) 어떻게 먹을 것인가? – 식사지침

우리의 신체 내 대사는 많은 부분에서 규칙적인 반복과정으로 이루어지고 있으며(생체리듬Biorhythm), 이것은 규칙적인 일상생활과 식생활 속에서 유지될 수 있다. 좋은 영양이란 신체와 신체를 둘러싸고 있는 환경과의 조화된 상호관계에서 얻어질 수 있으며, 식생활이 일상생활의 한 부분으로서 균형을 유지해야 함은 물론이다. 또 인체의 영양적, 생리적 효과 및 음식물의 소화흡수 이용 등은 대체로 자율신경계의 영향을 받고 있으므로 심리적으로 안정되고 즐거운 식사환경을 갖는 것은 매우 중요하다. 다양한 식품과 더불어 다양한 조리방법을 통해 가족 각자의 기호를 충족시킬 수 있도록 음식의 영양, 맛, 색, 모양, 향미, 질감, 위생 등 세심한 배려로 식사를 즐겁게 하도록 해야 한다.

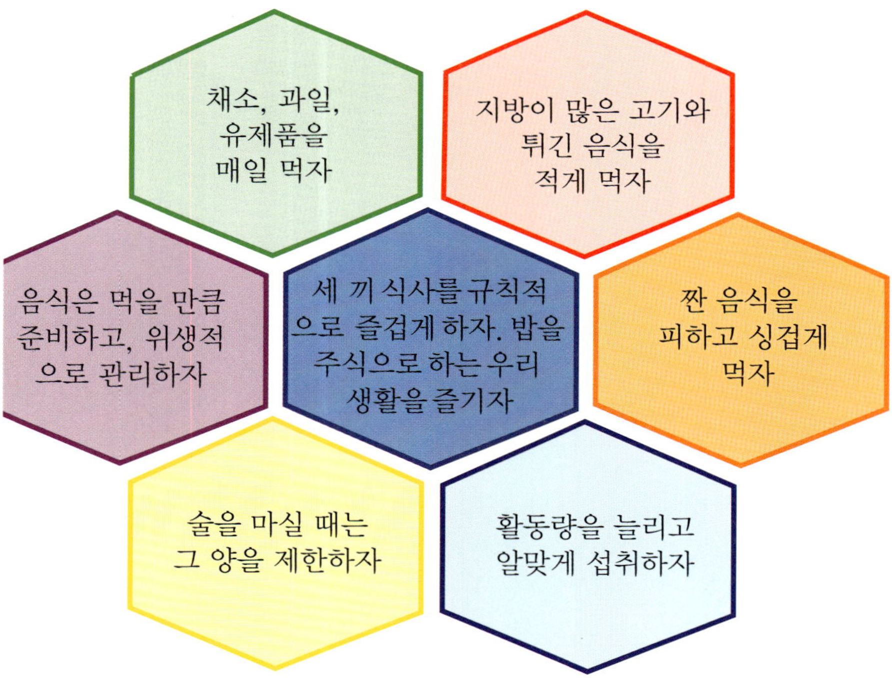
채소, 과일,
유제품을
매일 먹자
지방이 많은 고기와
튀긴 음식을
적게 먹자
음식은 먹을 만큼
준비하고, 위생적
으로 관리하자
세 끼 식사를 규칙적
으로 즐겁게 하자. 밥을
주식으로 하는 우리
생활을 즐기자
짠 음식을
피하고 싱겁게
먹자
술을 마실 때는
그 양을 제한하자
활동량을 늘리고
알맞게 섭취하자

그림 1-7 성인을 위한 식생활지침, 보건복지부, 2003

일반적으로 세계 여러 나라에서는 각 국민의 식생활의 특수성을 고려하여 식사지침을 마련하고 있으며, 질병에 따라서도 예방이나 치료를 목표로 식생활지침을 제시하고 있다.

이와 같은 식사지침을 개인에 적용할 때에는 개인의 신체적 · 생리적 조건을 고려하여 신중을 기해야 한다. 따라서 대상에 따라 식사지침은 달리 마련되어야 하며, 최근 2003년에 보건복지부에서 성인, 어르신, 임신, 수유부, 청소년, 어린이, 영유아 등 생애 주기별로 식사지침을 마련하여 공표하고 실천하도록 하고 있다. 만성질환(성인병) 예방을 위한 식사지침도 관련기관에서 제시하고 있다. 그림 1-7에 최근 우리나라의 성인을 위한 '식생활지침'을 제시하였고, 어르신을 위한 식사지침은 뒤에 제시하였다(그림 4-2).

특히 최근 유행하고 있는 ○○식 건강법 또는 ○○건강식이나 영양식에 대해서 개인의 신체적 · 생리적 특수성을 무시하거나 식생활의 분석 없이 무비판적으로 신뢰하고 받아들이는 태도는 매우 잘못된 것이며 오히려 건강을 해치는 결과를 초래할 수도 있음을 인식하여야 한다.

이상 기술한 대로 합리적인 식생활이란 각 개인의 신체적 · 생리적 특수성을 고려하여 영양적으로 균형 잡힌 다양한 음식을 영양필요량에 맞추어 적당량, 규칙적으로 맛있고 즐겁게 섭취하는 것이라고 요약할 수 있다(표 1-8).

표 1-8 올바른 식생활의 기초

왜 먹는가?	생명유지, 즐거움(기호), 건강 등
누가 먹는가?	건강인〈성장기 어린이, 성인, 임신부, 수유부, 노인〉 환자〈비만, 당뇨병, 순환기질환, 신장질환, 간질환〉
무엇을 먹는가?	영양소 식품〈균형식, 식사구성안〉
얼마나 먹는가?	적당량〈영양섭취기준, 영양권장량〉
어떻게 먹는가?	규칙성〈식사지침, 즐겁게, 다양성, 위생〉

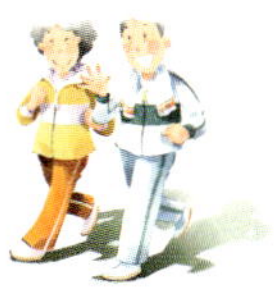

실천해야 할 일

1. 우리 몸에 필요한 모든 영양소를 모두 가지고 있으면서, 먹어서 즐겁고, 또 건강증진과 질병 예방에도 좋은 소위 '완전식품'이 있다면 어떤 것일지 생각해봅시다.

2. 자신의 식사내용(어제 저녁, 오늘 아침, 점심, 간식)을 적어보고 식품구성탑(그림 1-5)과 식생활지침(그림 1-7)을 활용하여 평가해 봅시다.
   1) 식사구성탑에 제시된 다섯 층의 식품군이 모두 포함되어 있습니까? 각 식품군 내에 들어 있는 식품의 종류는 몇 종류나 있습니까?
   2) 식생활지침에 제시된 7가지 항목에서 잘 실천하고 있는 것과 개

선해야할 것은 무엇입니까?

3. 다음 중 다양한 식품으로 구성된 균형식이 어떤 것인지 골라보고 서로 토론해봅시다.

   1) 잡곡밥, 두부 동태찌개, 오이생채, 시금치나물, 토마토, 우유(요구르트)

   2) 콩밥, 콩나물국, 도라지생채, 시금치나물, 김치, 콩자반, 멸치볶음, 수박

2 제3기 인생에서 영양의 중요성

제3기 인생에 들어서면 점차 신체 구성성분이 변화하고, 조직의 세포 수가 감소하고, 소화, 흡수기능, 물질 순환기능, 호흡기능, 배설기능, 감각기능, 내분비기능, 면역기능 등의 제반 생리기능이 감퇴하면서 노화가 일어난다. 그러나 노화가 시작되는 시기나 진행속도는 환경인자, 특히 식생활과 영양상태, 생활습관에 따라 크게 영향을 받으므로 개인의 생활양식에 따라 크게 차이가 난다. 따라서 제3기 인생에서는 노화개시와 진행속도를 늦추고, 신체조직의 기능을 가능한 한 최대로 유지할 수 있도록 양호한 영양공급과 만성질환의 예방에 초점을 맞추어야 한다. 즉 건강한 노년기를 준비하면서 맞이하는 것이다.

노년기의 영양은 노화과정에 따라 영양소의 소화, 흡수, 대사 기능이 저하되어 영양불량이 되기 쉽고, 또 노화과정에 만성질환이 동반됨에 따라 여러 가지 약물을 복용함으로써 영양불량이 되기 쉽다는 특성

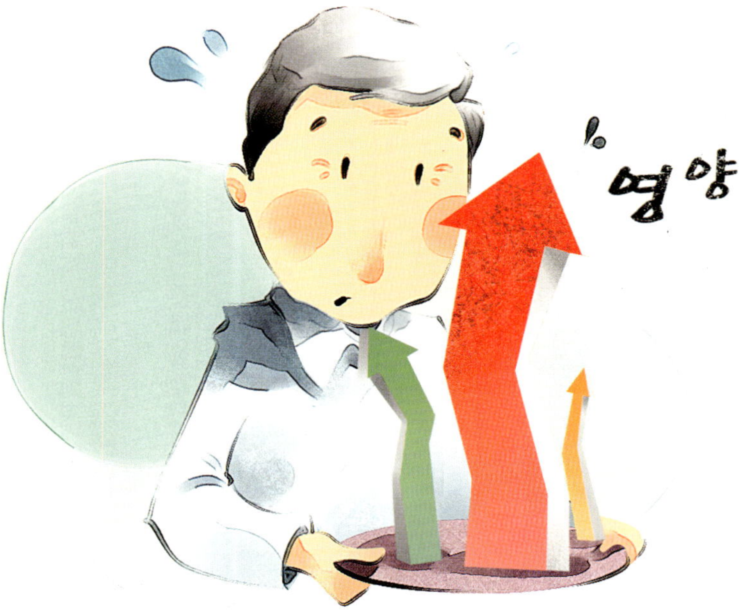

을 지닌다. 또 대부분의 제3기 인생에서는 은퇴 후 노년기를 맞이하면서 사회적 활동 저하로 말미암아 고립감과 좌절감을 갖게 되고, 경제적으로 다른 사람에게 의존적인 경우가 많아 양호한 식생활을 영위하고 식품을 구매하고 조리하는 데 어려움을 겪게 된다. 그러나 노화과정에 따른 영양적 특성을 잘 이해하고, 이에 적절한 영양적 지원과 함께 건전한 생활습관을 실천하며, 더불어 사회 심리적 · 경제적 지원체계를 잘 활용한다면, 생을 마감하는 날까지 건강과 활력을 가진 '건강수명' 이 보장될 것이다.

1. 노년기의 생리적 변화

노년기에 접어들면서 다양한 생리적 변화를 겪게 되는데 이것은 대부분 자연적인 현상으로 이해되지만, 그 변화 속도와 정도는 개인에 따라 다르다는 것을 잘 이해하여야 한다.

1) 신체 구성 성분의 변화

그림 2-1에서 보는 바와 같이 노인은 젊었을 때에 비해 수분이 감소하고 체지방이 늘어난다. 또 근육량이 감소하고 골질량도 감소한다.

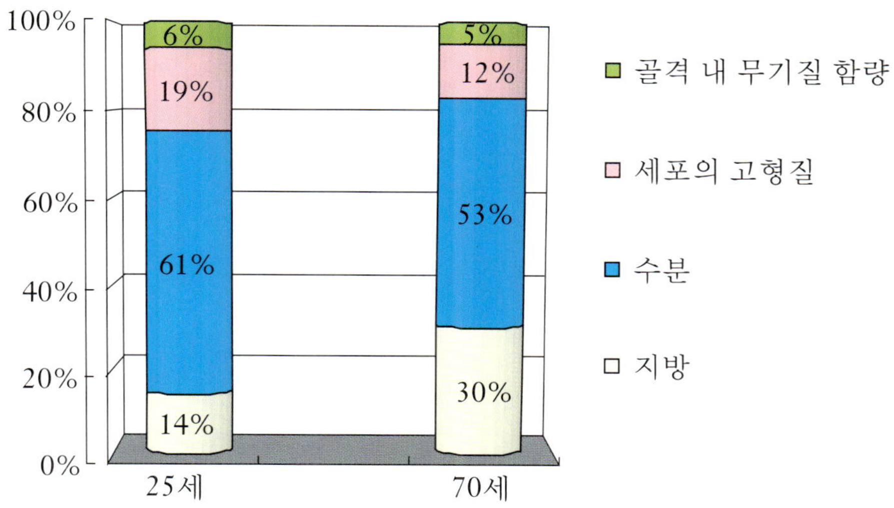

그림 2-1 25세 청년과 70세 노인의 체성분 변화

자료: Fryer JH. *Biological Aspects of Aging*. Columbia University Press-NY, 1962

체지방의 과다 축적으로 인한 비만은 만성질환에서 가장 중요한 위험 요소로 지목받고 있다.

비만이란 체지방의 과도한 축적을 의미하는데, 단순히 체중이 많이 나가는 것을 의미하지는 않는다. 노인의 경우 체중이 정상이라고 할지라도 복부나 내장에 체지방이 많이 축적되어 만성질환의 발병의 원인이 되는 경우가 허다하다.

한편 저체중이나 지나친 체중감소 또한 건강의 적신호가 된다. 저체중으로 인한 근육량과 골질량의 감소는 근육과 뼈의 강도를 저하시키고, 골격근, 심장근, 호흡근 등 근력을 약하게 만들어 신체를 허약하게 하고 균형 감각에 지장을 초래한다.

2) 생리기능 변화

그림 2-2에서 보는 것처럼 노인은 30세 성인에 비해 여러 가지 생리기능이 모두 다른 속도로 감소된다. 예를 들면 호흡기능은 빠른 감소현상을 보이며, 총 폐활량도 감소하고 호흡량도 감소한다. 반면 공복 시 혈당치는 거의 변화가 없음을 알 수 있다.

3) 소화기능 변화

음식물 섭취와 가장 밀접한 소화기능도 많은 변화를 겪게 되는데, 우선 타액(침)의 분비가 저하되어 음식의 맛을 제대로 느끼지 못하고,

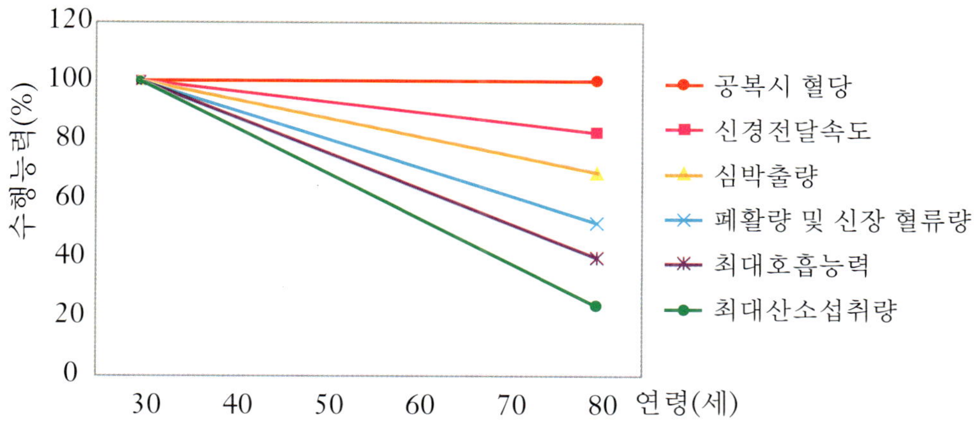

그림 2-2 연령 증가에 따른 생리 기능의 변화

출처: Shock NW. *Nutrition in old age*, Symposia Swedish Nutrition Foundation X, Stockholm-Sweden, 1972

또 미각과 후각 등 감각기능이 둔해지므로 대부분의 음식에 대해서 맛이 없다고 생각하기 쉽다. 더욱이 치아가 손실된 경우, 식품의 선택에서 많은 제약을 받으며, 부드러운 음식만을 선택하게 되어 골고루 영양소를 충분히 섭취할 수 없게 된다. 또 위액의 분비와 위 운동이 저하되어, 위에서 음식물이 십이지장으로 이동이 늦어지고 위에 음식물이 머무는 시간이 길어진다. 따라서 배고픔이나 갈증을 잘 느끼지 못하므로 음식물의 섭취가 줄고 위의 기능은 약화되어 위축성위염이 자주 나타난다. 장의 운동도 활발하지 않아 변비가 되기 쉽다(표 2-1).

4) 순환기계 변화

심장에서 혈액의 박출량이 저하하며, 심근경색, 심장기능 저하에 따

표 2-1 노화로 인한 인체 기관의 생리적 기능 변화

기관	노화현상
피부	건조증, 피부주름, 색소침착, 탄력성 감소, 모세혈관 확장
신장	신혈류 감소, 사구체 여과율 감소 소변 농축력 감소와 염분 보존력 감소 소변 크레아티닌 배설능력 감소
소화기	치아문제, 저작기능 감소 타액분비 감소 위축성 위염에 의한 위산과 펩신 분비 감소 소장 흡수력 감소, 소화 효소 활성 감소 근육 소실로 인한 장 운동성 감소 췌장의 소화액 분비 감소
심혈관	심장벽 두께 증가 콜라겐 침착과 탄력성 감소 수축기 혈압 증가
호흡기	조직의 탄력성 감소 폐활량 감소 최대 호흡량 감소
내분비	인슐린 저항성 갑상선 자극 호르몬의 증가 갑상선 호르몬의 감소
신경	감각 인지기능 저하 근육 반응 저하 인지와 기억력 저하 뇌세포 소실
대사성골질환	골밀도 감소: 비타민 D와 칼슘 섭취, 흡수 및 대사 저하

른 울혈성 심부전 등이 나타나기 쉽다. 또 고혈압 증세가 나타나고, 동맥혈관의 두께가 변화되어 동맥경화증이 나타나기 쉽다.

5) 신장기능 변화

나이가 들어감에 따라 심장에서 혈액의 박출량이 감소하면 신장의 혈류량이 감소하고 신장의 배설 능력도 감소하게 된다. 즉 신장 조직의 크기가 줄어들고 사구체 여과력이 줄어들기 때문에 대사산물의 배설기능이 저하된다.

6) 내분비기능

호르몬 분비 변화는 노화과정에 크게 영향을 미친다.

췌장에서의 인슐린 분비 저하와 조직에서의 인슐린 저항성의 증가로 말미암아 혈당이 상승하게 되고, 제2형 당뇨병이 유발되기 쉽다. 노화에 따른 인슐린 저항성의 증가는 불량한 식사, 운동 부족, 복부 지방의 축적, 근육량의 감소 등과 밀접한 관계가 있다. 인슐린 외에도 갑상선 호르몬, 성 호르몬, 성장 호르몬, 멜라토닌 등의 분비가 저하된다. 각종 호르몬의 변화에 따라 여러 가지 생리적 조절 기능이 저하되고 더불어 질병이 생기기 쉽다. 호르몬 변화 중에서 노인 여성에서 가장 뚜렷한 예로 폐경과 함께 여성 호르몬인 에스트로겐과 프로게스테론의 분비가 감소되는 것을 들 수 있다. 이로 인해 심혈관계 질환의 위험요소인 혈중 콜레스테롤 농도가 높아지고, 또 골다공증의 유병률이 증가한다.

7) 면역기능

노화과정에서 신체는 방어체계가 약해지기 때문에 면역세포나 백혈구 등의 외부 침입물질에 대해 효율적으로 대처하지 못한다. 또한 항체 생산이 줄어들고 면역기능이 약해진다.

이러한 면역기능의 저하는 영양결핍 상태에서 더욱 촉진될 수 있으며, 노인들에게서 감염질환, 암, 자가 면역성질환 등이 쉽게 유발되도록 한다. 면역기능을 강화하기 위한 식생활 계획을 '방어영양 계획' 이라고 한다. 이에 대해서는 뒤에서 설명하기로 한다.

면역기능은 β 카로틴, 비타민 C, 비타민 E와 같은 항산화 영양소와 단백질, 아연, 비타민 B_6 등이 충분히 포함된 균형있는 식사를 통해 강화될 수 있고, 질병을 이겨낼 수 있다.

2. 노년기 영양의 특성

인구의 노령화 추세가 대단히 빠른 현대사회에서 노인들이 독립적인 식생활을 영위하고 건강을 유지하기 위해서는 노인의 영양적 특성을 잘 이해하고 영양과 식생활 관리를 고려하여야 한다.

1) 노화과정은 정상적인 생리기능이 점차적으로 감퇴되는 것을 말하는데, 노화가 진행됨에 따라 신체 구성과 조성이 달라지고, 각 기관들의 생리기능이 감소되고, 대사적 적응 능력이 떨어진다. 따라서 노인의 영양관리는 노화속도를 가능한 한 늦추어 각 기관의 생리기능을 최대한으로 유지하는 데 초점을 맞추어야 한다.

2) 영양소필요량은 기초대사량이 연령과 함께 감소하므로 총에너지 요구량은 감소한다. 그러나 단백질, 비타민, 무기질 요구량은 일반 성인과 거의 동일하다. 따라서 식사를 계획할 때 높은 영양밀도nutrient density를 갖도록 구성하는 것이 매우 중요하다. 영양밀도란 식품 중 포함되어 있는 에너지 함량에 대한 단백질, 비타민, 무기질 등의 영양소 함량(영양소/열량)을 말한다. 예를 들면 알코올(술)은 1g당 7kcal를 내지만 다른 영양소를 함유하고 있지 않기 때문에 영양밀도는 '0' 이다. 그러나 계란의 경우 계란 한 개(약 50g)의 열량은 약 75kcal인데 단백질 6.2g, 칼슘 20mg, 철 1.0mg을 포함하므로 영양밀도가 높은 식품이다.

3) 정상적인 노화과정에서도 여러 가지 생리기능이 감퇴되기 때문에 노인성질환과 만성질환이 유발되기 쉽고, 또 합병증이 나타나기 쉽다. 즉, 질병 상호작용으로 발병과정과 노화과정이 뒤섞여 합병증 유발, 진전 등이 매우 복잡하다. 또한 이에 따라 여러 가지 약물을 동시에 복용하게 되는데, 이 약물들은 처방약이건 처방 없이 구입할 수 있

표 2-2 약물이 영양소의 체내 이용성에 미치는 영향

약물의 종류	체내 이용성이 감소되는 영양소
알코올	아연, 비타민 A, B_1, B_2, B_6, B_{12}, 엽산
제산제	비타민 B_{12}, 엽산, 철
항생제	비타민 K
이뇨제	아연, 마그네슘, 비타민 B_6, 칼슘, 구리
대변완화제	칼슘, 비타민 A, B_2, B_{12}, D, E, K
고지혈증 약제	비타민 A, D, E, K
경구 당뇨약	비타민 B_{12}

는 약이건 간에 영양소의 체내 이용에 불리하게 작용한다. 특히 비타민과 무기질과 같은 미량영양소들의 체내 이용성이 약물에 의해서 저하된다(표 2–2).

4) 수많은 사회적 · 경제적 요인들이 노인의 식품과 영양소 섭취에 크게 영향을 미친다.

사회적으로는 사회적 역할과 활동이 점차적으로 줄어들고, 가족, 친지, 친구들과의 교제 시간이나 식사의 기회가 현저하게 줄어든다. 더구나 배우자나 친지 및 친구의 사망 등을 겪으면서 더욱 우울하고 외로워진다.

특히 독거노인의 경우, 식생활이 불량하기 쉽고 따라서 모든 영양소의 섭취부족이 일어나기 쉽다. 우리나라 노인들의 영양상태를 보면 아연, 비타민 B_1, 비타민 C, 비타민 D, 단백질, 칼슘 등의 섭취량이 특히 부족하다.

경제적으로는 일정한 수입원이 줄어들어 대부분의 노인의 경우 다른 가족의 경제적 도움을 받게 된다. 현재 우리나라의 사회복지제도나 시설은 매우 부족한 편으로, 이후 다각적인 노인복지제도의 마련이 시급하다.

5) 노화과정에서 개인 차가 크다.

노화과정의 양상이나 연쇄적으로 나타나는 현상은 비슷하다고 할지라도 그 노화속도는 개인에 따라 크게 차이가 있다. 예를 들면 60세에서 이미 80세와 비슷한 건강나이를 나타내는가 하면, 80세에서 60세와 비슷한 건강나이를 나타낼 수 있다. 이러한 차이는 개인의 식생활과 영양상태뿐만 아니라 신체활동, 음주, 흡연 등의 건강 생활습관에 따라 크게 달라진다.

6) 노인들의 영양과 건강관리에는 개인, 가정, 지역사회 및 국가의 영양지원과 서비스nutrition support & services가 반드시 필요하다. 제3기 인생의 영양관리는 노화과정과 만성질환 유발의 지연뿐 아니라 좋은 식습관 확립을 목표로 해야 한다.

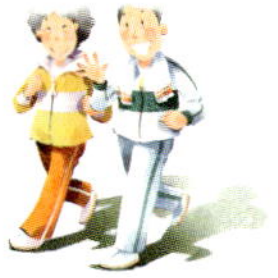

실천해야 할 일

1. 본인의 젊은 시절과 비교해서 생리기능에 노화현상이 느껴지는 부분이 어떤 것들인지(그림 2-2 참조) 친구들과 서로 비교해보고, 노화속도를 늦추는 방안에 대해서 토의해봅시다.

2. 현재의 소화기능에 대해서 치아, 위, 소장, 대장, 배변 등을 구체적으로 점검해보고, 소화력을 향상시킬 수 있는 올바른 식습관과 생활습관을 실천하도록 합시다.

3 노년기의 영양 관련 문제

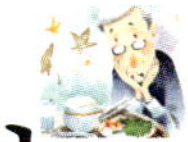

1. 영양상태 평가

건강한 식생활을 계획하기 위해서는 먼저 현재의 영양상태를 평가하는 것이 중요하다. 그러나 영양상태는 체중, 식생활, 생리변화, 질병, 일상생활 등 여러 가지 요인에 의해서 영향을 받기 때문에 정확히 평가하기는 매우 어렵다. 여러 가지 평가방법이 제안되고는 있지만 장단점을 포함하고 있어서 모든 대상에게 일률적으로 적용하기는 쉽지 않다. 특히 노인의 경우 개인이 처해 있는 여러 가지 생리적 · 영양적 · 환경적 조건이 매우 다르고, 각자 특수성을 갖고 있기 때문에 노인을 대상으로 측정할 평가도구가 필요하지만, 아직은 건강한 노인의 표준치가 없는 형편이다. 대부분 건강한 성인의 기준치를 약간씩 수정하여 만들어진 표준치를 이용하여 평가하고 있다. 그리고 객관적인 수

표 3-1 건강을 위한 식생활 진단표

이름: 연령: 세 성별: 남 / 여

	나는 …	예 (5점)	가끔 (3점)	아니오 (1점)
규칙적인 식생활	하루에 세 끼 식사한다			
	아침식사를 한다			
	식사시간이 일정하다			
	천천히 식사한다			
	과식하지 않는다			
균형잡힌 식생활	곡류음식을 매 끼 먹는다(밥, 빵, 면, 감자, 고구마 등)			
	어육류 반찬을 매일 먹는다(육류, 어패류, 달걀 등)			
	두부, 된장 등 콩 종류를 매일 먹는다			
	(김치 이외의) 채소반찬을 매일 3~4가지 이상 먹는다			
	과일을 매일 먹는다			
	우유, 요구르트, 유제품을 매일 먹는다			
	매 끼 골고루 식사한다(곡류+어육류+채소류)			
건강한 식생활	가공식품을 자주 먹지 않는다			
	야식을 먹지 않는다			
	싱겁게 먹는다			
	동물성 기름(버터, 삼겹살, 갈비 등)을 자주 먹지 않는다			
	외식을 자주 하지 않는다			
	과음 및 잦은 음주는 피한다			
	운동을 1주일에 3회 이상한다			
	건강과 영양에 관한 정보를 실생활에 활용한다			
총점				
평가	70점 이상: 양호 69~30점: 보통, 개선 바람직 30점 미만: 개선 필수			

표 3-2 영양평가지

평가항목	점수
1. 현재 질병을 가지고 있거나, 현재 먹는 식사량이나 종류가 현저히 적어졌다	2점
2. 하루에 한 끼 이상의 식사를 거른다	2점
3. 과일류, 채소류 및 유제품을 조금밖에 먹지 못한다	2점
4. 매일 맥주, 소주, 포도주 등 술을 세 잔 이상 마신다	2점
5. 치아나 구강문제 때문에 식사를 하기 어렵다	2점
6. 식품을 구입하기 위한 돈이 부족하다	2점
7. 거의 혼자서 식사를 한다	1점
8. 매일 세 종류 이상의 약을 복용한다	1점
9. 지난 6개월 동안 별 이유 없이 체중이 4~5kg 빠졌다	2점
10. 혼자서 식품구입, 조리, 식사를 스스로 할 수 없다	2점
총 점	

〈영양평가 점수〉

0~2점: 양호함.(6개월 이내에 다시 검사)

3~5점: 보통; 노인복지회관이나 보건소에서 실시하는 영양교육이나 상담 프로그램에 참여함.

6점 이상: 고위험; 의사나 영양상담사에게 검사결과를 보이고, 영양개선 방법을 모색함.

치보다는 당사자가 주관적으로 느끼는 건강, 영양상태에 의존하여 평가하는 방법을 선호하기도 한다.

우리나라 일부 보건소에서 전반적인 식생활을 평가하는 데 이용되

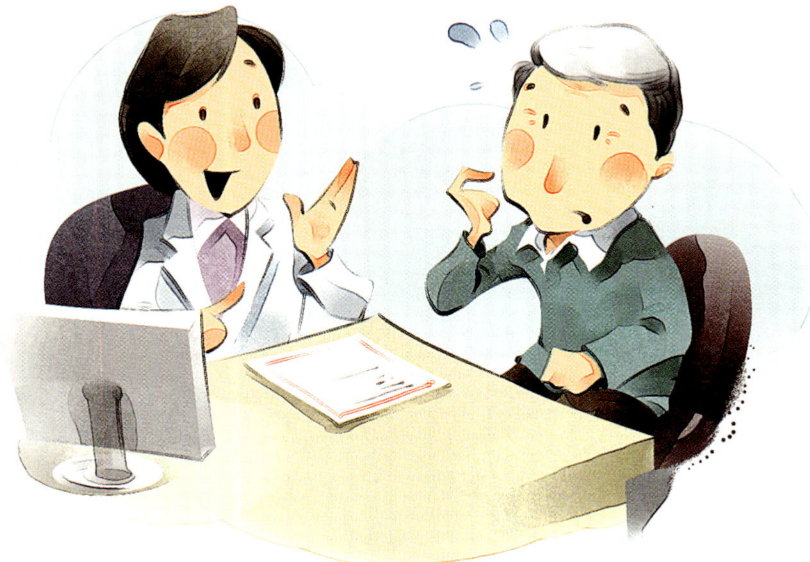

고 있는 〈건강을 위한 식생활 진단표〉를 표 3-1에 제시하였다.

또한 표 3-2에는 외국에서 개발된 65세 이상에서 사용할 수 있는 간이 영양평가 설문지를 제시하였다.

각자 스스로 식생활과 영양상태를 평가해보고, 점수를 올릴 수 있는 방법을 찾아내고 개선하는 것도 건강한 삶을 위한 좋은 길잡이가 될 것이다.

2. 영양 불균형

20세기 후반에 들어 선진국을 중심으로 이룩된 식품의 생산, 가공,

저장 및 유통의 혁신적인 발달은 식생활을 풍요롭게 만들었다. 이와 함께 의료기술의 발달은 감염성 질환의 발생을 극적으로 저하시켰으며, 이러한 효과는 인간 수명의 연장으로 나타나고 있다.

그러나 풍요로운 식생활에 따른 영양과잉이나 영양불균형 역시 영양부족과 마찬가지로 건강에 좋지 않은 영향을 끼친다는 점에서 근래 많은 주목을 받고 있다. 즉 에너지, 지방, 설탕 또는 소금의 과다섭취뿐 아니라 특정 영양소들의 과다섭취로 인한 영양불균형 문제가 만성퇴행성질환의 발생률을 증가시킨다고 밝혀졌다.

노년기에 들어서면서 제대로 된 식사를 준비하고 정리하는 번거로움 때문에 쉽고 간편한 식사만 추구하다 보면 반찬 수가 적고, 단조로운 식사를 하기 일쑤이다.

이러한 이유로 노년기에 영양소의 균형을 이루기가 쉽지 않다. 일반적으로 섭취하는 영양소의 불균형의 예를 들면 에너지의 섭취를 들 수 있다. 에너지 섭취와 소비의 불균형으로 인한 비만은 그림 3-1과 같이 해마다 증가 추세에 있다.

최근 2005년에 수행된 국민건강영양조사에 대한 보도 자료에 따르면 우리나라 20세 이상 전체 성인의 비만 유병률이 남자는 35.1%였고 여자는 28.3%였다(그림 3-1). 연령별로는 남자는 40대와 50대에서 높았고 여자는 50대와 60대에서 높았다. 70세 이상에서도 남자 28.2%, 여자 33.5%에 달한다(그림 3-2). 1998년 및 2001년 조사와 비교해 비만 유병률은 점차 증가하는 추세를 보였으며 이는 남자에서 더 뚜렷했다.

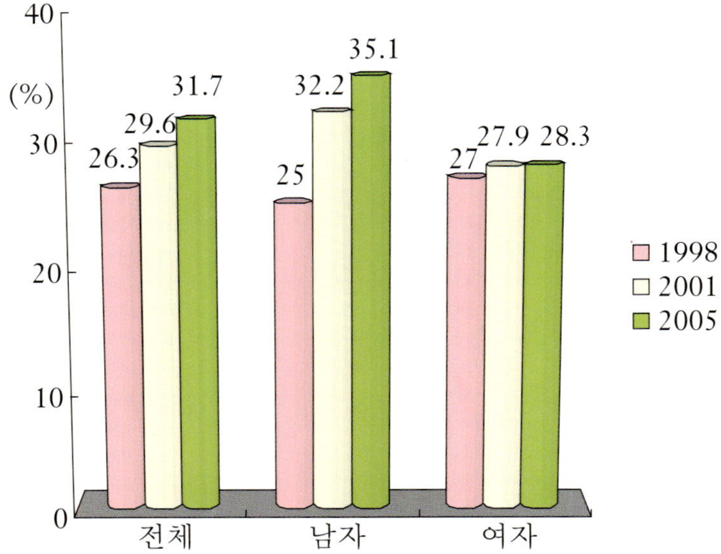

그림 3-1 우리나라 성인의 비만 유병률 변화

출처: 2005년 국민건강 영양조사 결과, 보건복지부

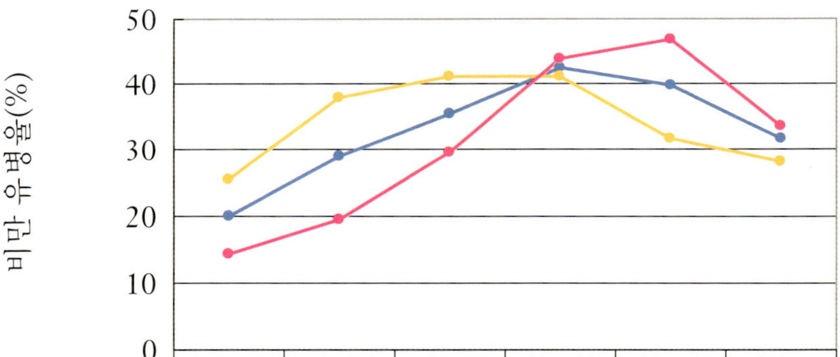

	20~29	30~39	40~49	50~59	60~69	70+
전체	20.1	28.9	35.5	42.5	39.6	31.5
남자	25.5	37.8	41.2	41.1	31.5	28.2
여자	14.3	19.4	29.5	43.9	46.7	33.5

그림 3-2 우리나라 성인 남녀의 비만 유병률(BMI 25 이상)

출처: 2005년 국민건강 영양조사 보도자료, 보건복지부, 2006

비만은 체지방이 과도하게 축적된 상태를 말하는 것으로 근래에 와서는 질병의 하나로 간주되고 있다. 또한 당뇨병, 동맥경화증, 심장병, 고혈압, 통풍, 암 등 만성질환의 주요 원인으로 알려져 있다.

한편 노년기의 영양불량 문제는 전 세계적으로 잘 알려져 있어서 노년기를 영양취약기라고 지적해왔다. WHO 자료에 따르면 전 세계 노인의 절반 이상이 여러 가지 영양소 섭취가 부족하거나 지나쳐 영양불균형상태에 있으며, 이로 인해 관련된 만성퇴행성질환, 즉 심혈관계질환, 뇌혈관계질환, 당뇨병, 골다공증 및 암 등의 질환을 앓게 되는 것으로 보고되고 있다. 2005년도 국민건강영양조사 결과를 영양소 별로 보면(그림 3-3) 대부분의 비타민 섭취량이 권장량에 미달되고, 칼슘과 리보플래빈의 섭취량이 크게 부족하였다. 칼슘의 경우 노인들의

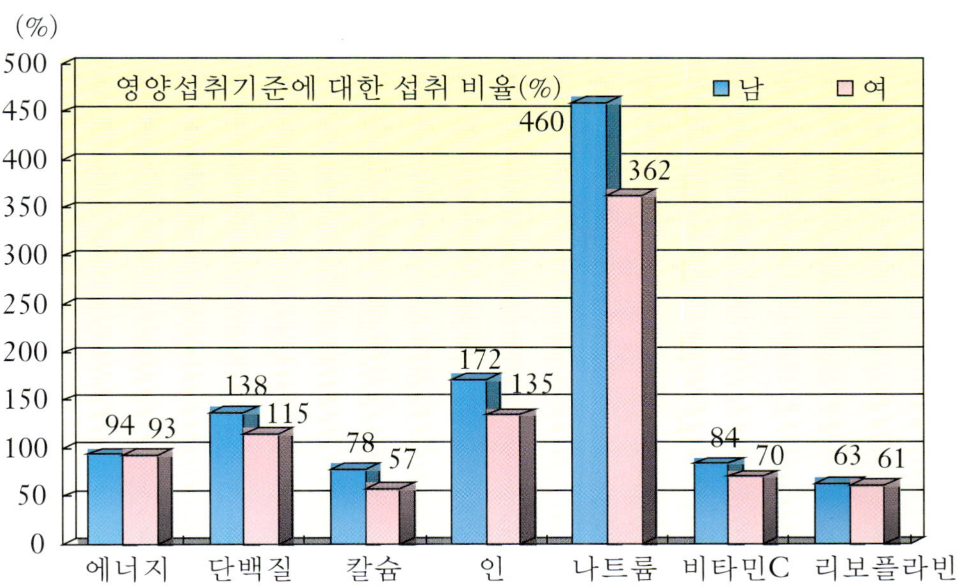

그림 3-3 우리나라 노인의 영양섭취실태

출처: 2005년 국민건강 영양조사 결과, 보건복지부, 2006

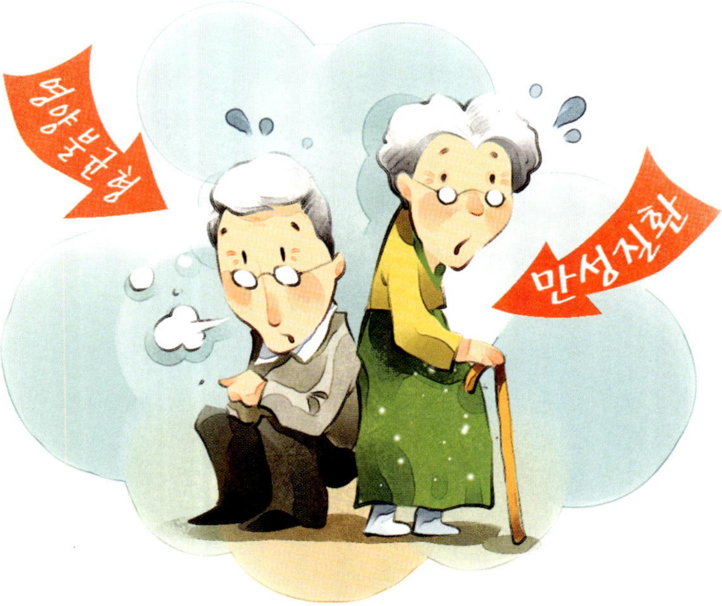

2/3가 섭취부족으로 나타났다. 대체로 우리나라 성인 이후와 노년기의 영양소 섭취실태를 보면 섭취과잉과 섭취부족의 양극화 현상이 두드러졌다. 즉, 우리나라의 65세 노인들의 열량 섭취부족 비율은 남성에서 27.3%, 여성에서 28.2%로 나타났다. 한편 섭취과다비율은 남성 14.0%, 여성 12.6%를 나타냈다.

3. 만성질환과 영양

노년기의 특성 중 하나는 노화에 따라 만성질환을 동반하게 되며,

이 질환들이 상호 간에 밀접한 관련을 가지고 있어 합병증이 나타나기 쉽다는 점이다. 따라서 질병의 원인을 정확히 파악하기 어렵고 더구나 노화현상과 구별하기가 어렵다. 노인들이 진찰을 받기 위해 병원을 방문할 경우 많은 경우 '노환' 이라는 대답을 듣고 낙담하는 경험을 하게 된다. 노환이란 말 그대로 노화와 질병이 겹쳐서 구별하기 어려울 때 사용하는 말일 것이다.

만성퇴행성질환은 오랜 기간에 걸쳐 서서히 진행된다는 점과 환경인자, 특히 식생활 인자에 의해서 크게 영향을 받는다는 점에서 이 질환들을 생활습관병life style-related disease이라고 불린다. 따라서 성인기 이후 특히 제3기 인생에서는 이러한 위험요인을 적극적으로 피하는 식생활을 실천함으로써 만성질환을 예방하도록 한다.

일반적으로 만성퇴행성질환으로 불리는 것은 비간, 당뇨병, 고혈압, 동맥경화증, 심장질환, 뇌졸중, 암, 골다공증 등을 말한다. 이 질환들은 한 사람에서 여러 가지 증상이 중복적으로 발생하는 경우가 많다. 예를 들면, 당뇨병 환자의 과반수는 고혈압, 고지혈증 또는 복부비만을 동반하며 고혈압 환자의 1/3 정도는 당뇨병을 가지고 있다. 이와 같은 질환군을 초기에는 그 원인을 잘 몰라 X-증후군이라고 하였으나 최근에는 인슐린 저항성 증후군insulin resistant syndrome 또는 대사증후군metabolic syndrome이라고 부른다. 왜냐하면 많은 연구결과에서 체내에서 인슐린이라는 호르몬이 제대로 작용을 하지 못하는 '인슐린저항증' 이라는 공통적인 병인을 갖는다는 것이 밝혀졌기 때문이다. 이러한 대사증후군들은 에너지 및 영양소의 대사가 제대로 이루어지지 않아서 나타나는 하나의 증상이지만, 그 진행정도에 따라 식생활 관리를 제대로 하지 않으면 치명적인 합병증이나 사망으로 연결된다. 당을 많이 섭취한다고 당뇨병이 되는 것은 아니지만, 당뇨병일 경우 당을 제한하면서 식생활 관리를 해야 한다.

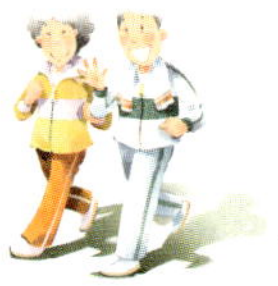

실천해야 할 일

1. 건강한 식생활을 계획하기에 앞서 자신의 현재 영양상태를 평가해보는 것이 무엇보다 중요하다. 본문에 제시한 〈표 3-1〉과 〈표 3-2〉의 평가지를 이용하여 자신의 식생활과 영양상태를 평가해봅시다.

4 노년기의 식생활 관리

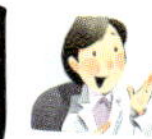

노년기의 식생활 관리 중 가장 우선적인 것은 본인 스스로 영양에 대한 지식을 가지고, 식품구입과 간단한 조리에 이르기까지 부엌살림에 익숙해야 하는 점이다. 특히 우리나라 제3기 인생의 남성들은 부엌을 여성들의 전용공간으로 생각하고, 부엌에 들어가는 것을 매우 부끄럽게 생각해왔다. 그러나 본인의 건강이 무엇보다도 식생활과 직결되어 있다는 것을 인식한다면, 자신의 건강을 누군가에게 전적으로 의존한다는 것은 결코 행복한 일이 아니다.

특히 제3기 인생은 자기가 원하는 삶을 살면서 자기성취를 이루는 시기라고 할 때, 본인 스스로 건강생활을 계획하고 식생활을 관리하며, 올바른 영양에 바탕을 두어 실천해본다면 삶에 대한 만족감이 배가될 것이다. 가족 또는 노년기 부부가 함께 사는 가정에서는 가족 모두가 참여하여 일주일에 한 번씩 식생활을 계획하고, 각자의 영양적

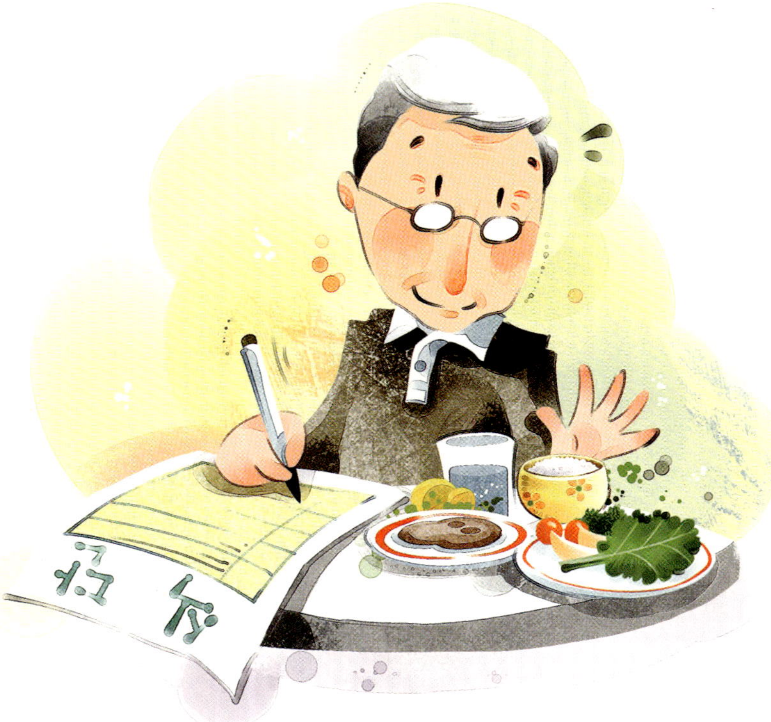

특성을 고려하여 건강 식단을 짜고 각자 음식을 만들어보는 것도 재미있는 일일 것이다. 독신 노인들은 가끔 친구들과 함께 서로 좋아하는 맛있는 음식을 만들어 나누어 먹으면서 건강한 식생활에 대한 정보를 주고받는 것을 권장한다. 식생활 관리에서 중요한 것은 노인들의 건강장수에 적절한 식품을 선택하는 일과 올바른 식습관을 갖는 일, 그리고 식사지침에 따라서 식생활을 실천하는 일이다. 재삼 강조할 것은 제1장에서 설명했듯이 사람은 누구나 유전적 · 생리적 및 환경적으로 처한 상황이 모두 다르기 때문에 개인의 영양상태를 고려하여야 한다는 점이다. 따라서 올바른 영양지식을 바탕으로 본인에게 알맞은

'맞춤영양' 으로 식생활을 관리해야 한다.

1. 적절한 식품의 선택

일반적으로 식품선택에는 유전, 건강에 대한 신념, 건강 및 영양상태, 식품의 특성(맛, 향), 친구 및 동료, 거주 지역, 수입, 교육수준, 직업, 대중매체의 광고, 편이식품의 이용 가능성 등 지역적 · 환경적 요소뿐만 아니라 개인의 종교, 경제, 사회, 심리상태 등 많은 요소가 영향을 미친다. 또한 각 민족마다 고유한 식생활 문화를 가지고 있고 이러한 식생활문화가 식품선택에 지대한 영향을 미친다.

실제로 노인들의 식품선택에서 가장 큰 문제는 자주 장을 보는 일이 어렵기 때문에 한꺼번에 많은 양의 식품을 구입한다는 것이다. 이 경우 보관이 어렵고 식품의 안정성이 염려된다. 특히 식사량이 적기 때문에 늘 남는 음식을 처리하는 데 어려움이 따른다.

예를 들면 채소를 한꺼번에 많이 구입한 경우, 나물이나 국을 끓여서 한 끼에 다 먹지 못하고 끼니마다 같은 반찬이나 국을 먹어야 한다.

또한 우리나라 노인들은 탄수화물 위주로 식사를 구성하기 때문에 대체로 과일, 채소, 유제품 및 육류의 섭취량이 적다.

따라서 식품선택에서 다음과 같은 사항을 고려한다.

- 신선한 채소나 과일은 쉽게 상하기 때문에 적은 양을 구입하여

잘 보이는 곳에 보관하여 가능한 한 신선할 때 섭취하도록 한다.

- 자주 시장에 갈 수 없는 형편을 고려하여 건조식품, 병조림, 통조림, 냉동과일, 냉동채소 등 오래 보관할 수 있는 가공식품을 구입해 두고 가끔씩 이용하도록 한다. 이때에도 작은 크기의 것을 선택한다.
- 요구르트, 치즈, 유제품, 우유 함유 식품을 구입하여 자주 먹도록 한다.
- 영양가가 높으면서도 저렴한 식품을 선택한다. 단백질의 예를 들면 쇠고기에 비해 달걀, 닭고기, 콩 제품, 생선류의 단백질이 질도 좋고 단가도 상대적으로 싸다. 물론 맛도 식품선택에서 대단히 중요한 요소이다.

2. 좋은 식습관

식습관은 어려서부터 오랜 기간에 걸쳐 형성되기 때문에 쉽게 바꿀 수 없다. 음식의 종류와 양, 그리고 먹는 방법이 식습관의 중요한 요소이다. 즉 맛있는 음식과 맛없는 음식, 그리고 편안한 음식과 불편한 음식, 기호식품과 기피식품, 과식과 소식, 규칙적인 식사 시간과 불규칙적인 식사, 식사빈도, 식사장소 등 식습관의 내용은 수없이 많고 개인에 따라 모두 다르기 때문에 하나의 개성이라고도 할 수 있다.

노년기에 들어서면 오랫동안의 식습관이 고착되어 더더욱 각자 나름대로의 식생활 습관을 옳은 것으로 고집하기 쉽다. 그러나 나쁜 식습관은 건강 장수에 지대한 영향을 미치기 때문에 고쳐야 한다.

최근에 성인기 이후의 신체기능을 최대로 발휘하고 최적의 건강상태를 유지하기 위해 고안된 식생활 양식을 '방어영양 이론'이라고 한다. 즉 과일류, 채소류, 곡류 및 두류 같은 식물성 식품을 적당량 섭취하여 만성적인 질병을 예방하고 건강을 향상시키고자 하는 것이다. 방어영양은 ① 식물성 식품을 위주로 하는 식사, ② 포화지방의 섭취를 제한하고, ③ 적당한 건강 체중 유지를 강조한다. 방어영양 이론에 따라 식물성 식품 위주로 식사를 한다면 항산화 및 항암작용을 하는 여러 가지 식물성 화학물질phytochemicals을 섭취하게 됨으로써 노화현상을 늦추고 암을 비롯한 여러 가지 만성질환을 예방 할 수 있다.

또 단백질과 지방의 급원으로 쇠고기나 돼지고기 또는 양고기 등 육류 대신에 어류나 조류를 섭취한다면 포화지방의 섭취를 줄이고 불포화지방산을 섭취함으로써, 암과 심·순환기계 질환은 물론 기타 만성질환의 예방 등에 긍정적인 효과를 얻을 수 있다. 곡류와 채식의 문화권인 우리나라의 전통적인 한식 반상차림은 방어영양의 의미를 상당히 포함하고 있다고 생각된다.

다시 방어영양을 강조한다면, 식물성 식품 위주의 식사로서 식물성 식품 이외에 어류, 조류, 저지방 육류와 우유 및 유제품을 포함한다는 점에서 채식주의 식사와는 구별되며, 주로 곡류, 두류, 채소·과일류,

버섯류 등으로 구성된다. 식물성 식품들은 필수적인 영양성분 이외에 식물성 화학물질이라고 불리는 많은 종류의 비영양성분을 함유한다. 즉 식물성 화학물질들은 체내에서 산화적 손상을 방지하며, 색, 향 또는 풍미를 갖게 한다. 또한 식물성 화학물질은 강력한 항산화 기능과 대사조절 작용을 하는 여러 가지 건강 기능성 성분을 포함하고 있어서 만성 퇴행성 질환의 발생을 억제하는 효과를 발휘한다. 따라서 이들 식물성 화학물질은 성인기 동안 질병을 예방하고 최적의 건강상태를 유지하고자 하는 방어영양 계획의 핵심이라고 할 수 있다.

표 4-1에는 현재까지 건강 기능성 물질로 잘 알려져 있는 식물성 화학물질phytochemicals과 그것을 함유하고 있는 대표적인 식품을 제시하였다.

또한 식물성 화학물질은 대부분이 색소물질로서 예를 들면, 카로티노이드는 황색, 주황, 적색을 나타내며, 플라보노이드는 청색, 자색,

표 4-1 식물성 화학물질과 급원식품

종류	기능	급원식품
카로티노이드 (라이코펜)	항암	토마토, 파슬리, 오렌지, 자몽, 시금치 등
플라보노이드	항산화, 항암	양파, 케일, 브로콜리, 포도, 사과, 곡류 등
이소플라본	골다공증 예방 고지혈증 감소	대두식품
황화알릴	항암, 해독작용	마늘, 실파, 부추, 양파, 양배추 등

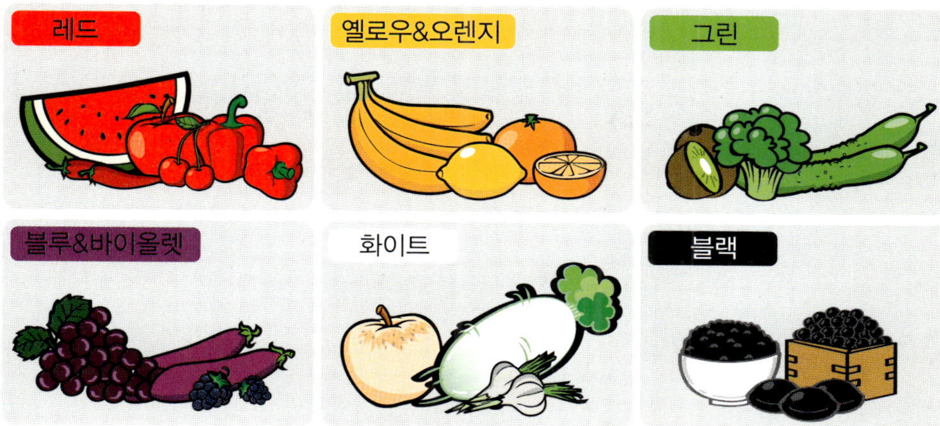

그림 4-1 컬러 푸드

적청색을 나타낸다. 미국에서는 하루에 다섯 가지 색깔의 야채와 과일을 섭취하는 운동Five A Day이 유행하고 있다. 따라서 노년기에는 여러 가지 색깔이 있는 식품을 골고루 섭취하는 것이 만성질환에 대한 저항력을 길러줄 수 있다.

그림 4-1은 색에 따라 식품을 나누어 제시한 것이다.

방어영양의 목적을 달성하고, 성인기 이후에 정상적인 생리기능을 유지하면서 만성질환의 발생을 예방하기 위해서는 다음과 같은 점을 고려한 식생활을 영위해야 한다.

1) 적정한 수준의 에너지를 섭취하고 적당한 활동을 통해 에너지를 소모함으로써 에너지의 균형을 맞추어 비만이 발생하지 않도록 한다. 성인기 이후에 발생하는 비만은 대체로 에너지 섭취량이 소비량보다 많아서 나타나는 단순 비만이며, 나이가 들수록 복부 비만이 증가한

다. 복부비만은 만성질환의 가장 큰 위험요소이다.

2) 비타민과 무기질 영양상태가 양호하도록 영양밀도가 높은 식사를 함으로써 미량 영양소를 충분히 섭취한다.

3) 식물성 식품을 풍부하게 함유하는 식사를 함으로써 소화기관의 기 능을 원활하게 유지하고 체내 항산화 활성을 높이며, 면역력을 높인다.

4) 식사는 천천히 잘 씹어서 섭취하며, 규칙적으로 즐겁게 한다.

5) 고식이섬유를 함유하는 현미나 보리 같은 전곡류를 주식으로 하고, 두류, 채소류 등을 반찬으로 한다. 이와 같은 식사의 경우 탄수화물이 천천히 소화되고 포도당이 천천히 흡수되어 혈당이 급하게 증가하지 않고, 인슐린 분비가 과다하게 유도되지 않는다.

최근에는 여러 가지 만성 퇴행성 질환이 각기 다른 질병으로 보이지만, 공통적인 원인이 인슐린 저항성에 있다는 것이 밝혀짐에 따라 '대사증후군' 으로 이해되고 있다. 인슐린 저항성은 체지방의 증가와 운동부족으로 나타나기 때문에 성인기 이후에 이러한 위험요인을 피하는 식생활을 실천하고 운동을 습관화함으로써 만성질환을 예방할 수 있어야 한다.

3. 어르신을 위한 식사지침

노년기를 위한 식사지침은 나라마다 노인들의 식생활과 영양상태를

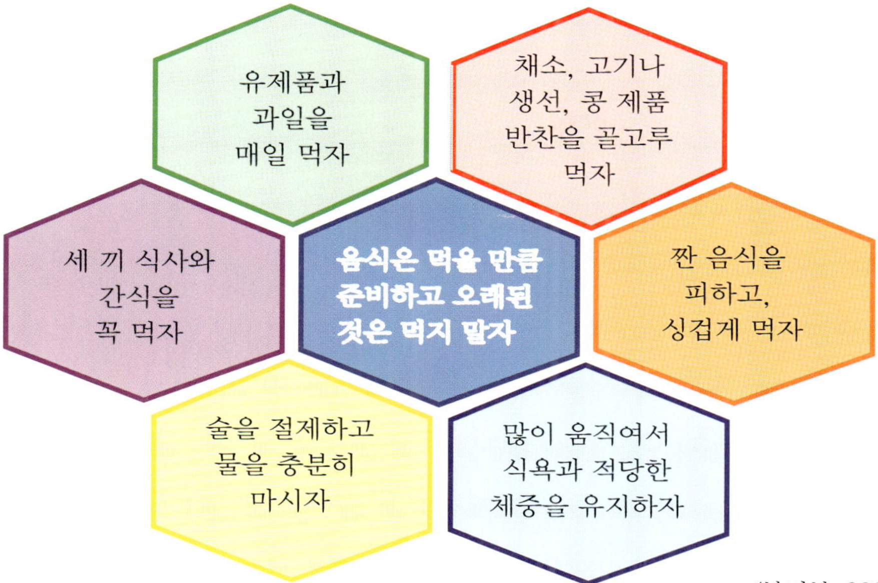
유제품과 과일을 매일 먹자
채소, 고기나 생선, 콩 제품 반찬을 골고루 먹자
세 끼 식사와 간식을 꼭 먹자
음식은 먹을 만큼 준비하고 오래된 것은 먹지 말자
짠 음식을 피하고, 싱겁게 먹자
술을 절제하고 물을 충분히 마시자
많이 움직여서 식욕과 적당한 체중을 유지하자
〈복지부, 2003〉

그림 4-2 어르신을 위한 식사지침

평가하고, 그 특성을 고려하여 정하고 있다.

우리나라 노년기의 식생활을 보면 주로 식사를 거르거나 반찬 수가 적은 것이 영양문제로 지적되었고, 대체로 장아찌, 젓갈류, 김치류, 국과 찌개 등 짠 음식을 선호하였다. 그리고 예로부터 식품을 버리는 것을 죄로 여겼기 때문에 오래된 상한 음식까지도 버리지 못하는 습관을 가지고 있어 식품 위생과 안정성의 문제도 제기되었다.

따라서 우리나라 정부에서도 2003년에 어르신들의 위와 같은 식생활문제를 고려하여 그림 4-2와 같이 7가지 실천지침을 정하였다.

세계적으로 장수를 자랑하는 일본 노인들을 위한 식생활지침은 6가지로 주로 일상생활 속에서 즐겁고 건강한 식생활을 스스로 실천하도록 하고 있다. 미국의 경우는 좀 더 구체적인 식생활지침을 제시하고 사회생활 속에서 개인의 식생활을 조화롭게 실천하도록 강조하고 있다. 여러 나라의 식사지침을 알아보고 각자 개인의 식생활에 비추어 보아 좋은 것은 받아들이도록 한다. 일반적으로 노인들은 식욕을 잃기 쉬우므로, 식사 전에 운동, 걷기 등으로 신체를 많이 움직여서 식욕을 증진시킬 것을 공통적인 식사지침으로 내세우고 있다.

일본 노인의 식사지침

1. 충분한 영양소를 스스로 확보하자.
2. 적당한 조리를 고안하여 보다 즐겁게 식사를 만들자.
3. 부식부터 먹자.
4. 신체를 자주 움직이자.
5. 식생활의 지혜를 습관화하자.
6. 생활과 음식을 즐기자.

미국 노인의 식사지침

1. 규칙적으로 소량씩 자주 먹자.
2. 편이식을 준비해 두고 힘들 때는 먹도록 하자.
3. 새로운 식품과 조리방법을 시도하고, 조리는 쉽게 하자.
4. 빵 제품에는 탈지유를 사용하자.
5. 가끔 비싼 고기와 신선한 과일을 먹자.
6. 햇볕이 잘 드는 곳에서 먹자.
7. 가능하면 친구, 친척, 노인센터 동료들과 식사하자.
8. 지역사회 자원을 활용하고, 활동을 하자.
9. 식사 전에는 식욕이 나도록 걷자.

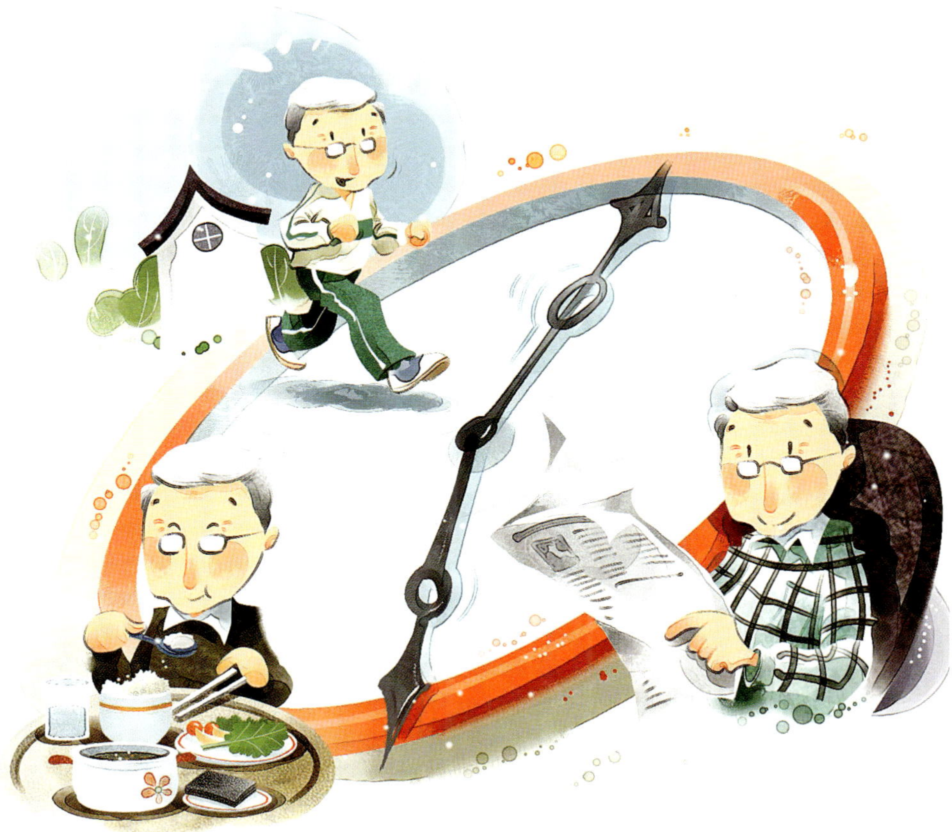

장수인의 생활습관

1. 흡연을 하지 않음
2. 적당한 알코올 섭취
3. 규칙적인 아침식사
4. 간식을 먹지 않음
5. 7~8시간의 수면
6. 규칙적인 운동
7. 정상체중 유지

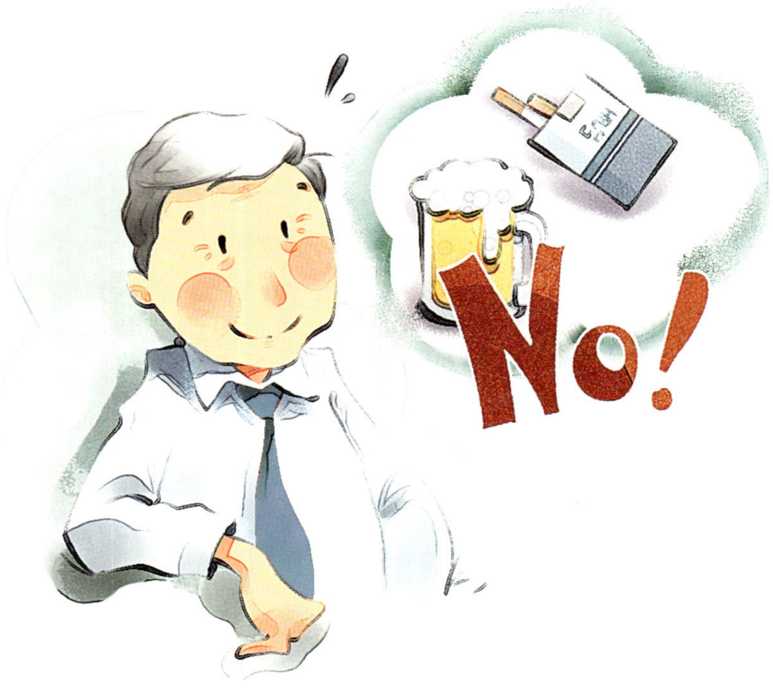

우리나라 식사지침에서 바탕의 색상이 빨강, 주황, 노랑, 초록, 파랑, 남색, 보라색의 무지개색으로 되어 있는데(그림 4-2), 이는 건강한 식생활을 위해서는 색이 있는 다양한 식품을 골고루 선택하도록 강조하는 의미를 담고 있다. 어르신을 위한 식사지침을 좀 더 구체적인 실천지침으로 나타내면 다음과 같다.

- 다양한 채소류 반찬, 기름기가 적은 살코기나 생선, 계란, 콩 제품의 반찬을 골고루 먹읍시다.
- 우유, 요구르트, 두유 등 유제품과 여러 가지 과일을 매일 먹 읍시다.
- 장아찌, 젓갈과 같은 짠 음식을 적게 먹고, 음식을 만들 때 소금이나 간장을 적게 사용합시다. 그리고 국과 찌개 국물은 적게 먹읍시다.
- 자신에게 알맞은 운동을 규칙적으로 하고, 많이 걷고 움직이는 것을 생활화하여, 적당한 식욕과 건강체중을 유지하도록 합시다.
- 술은 마시지 않는 것이 좋지만, 마실 때는 하루 한 잔 이내로 제한하고, 물을 자주 마시도록 합시다.
- 세 끼 식사와 간식을 규칙적으로 먹으며, 위에 부담을 주지 않도록 소식을 합시다.

- 음식을 한꺼번에 많이 만들지 않고, 남은 음식은 곧바로 냉장보관하고 오래되어 상한 것은 버립시다.

4. 식사구성과 건강식단

1) 식사구성안

노년기의 방어영양 식사계획은 비타민과 무기질 그리고 식물성 화학물질을 풍부하게 함유하는 식사에 기초해야 할 것이다. 이러한 식사는 기본적으로 식품구성탑(그림 1-5)에 제시된 권장사항에 따라 다음과 같은 내용으로 구성할 수 있다. 그림 4-3에는 식품군별로 1인 1회 분량을 제시하였고 이 식품들은 같은 식품군 내에서 서로 교환하여 섭취할 수 있다. 예를 들어 밥 한 공기와 국수 한 대접은 거의 같은 열량을 갖는다.

(1) 곡류 및 전분류로서 쌀, 잡곡, 국수, 빵, 떡, 시리얼 등(가능한 한 도정하지 않은 전곡류)으로 약 300kcal이며, 하루 4~5회 분량을 섭취한다.

(2) 채소류 및 과일류(녹황색 채소류, 고구마 등 구근류 및 두꺼운 껍질의 호박류)로서, 채소의 1회 분량은 약 15kcal이며 과일의 1회 분량은 약 50kcal이다. 하루 7회 분량을 섭취한다.

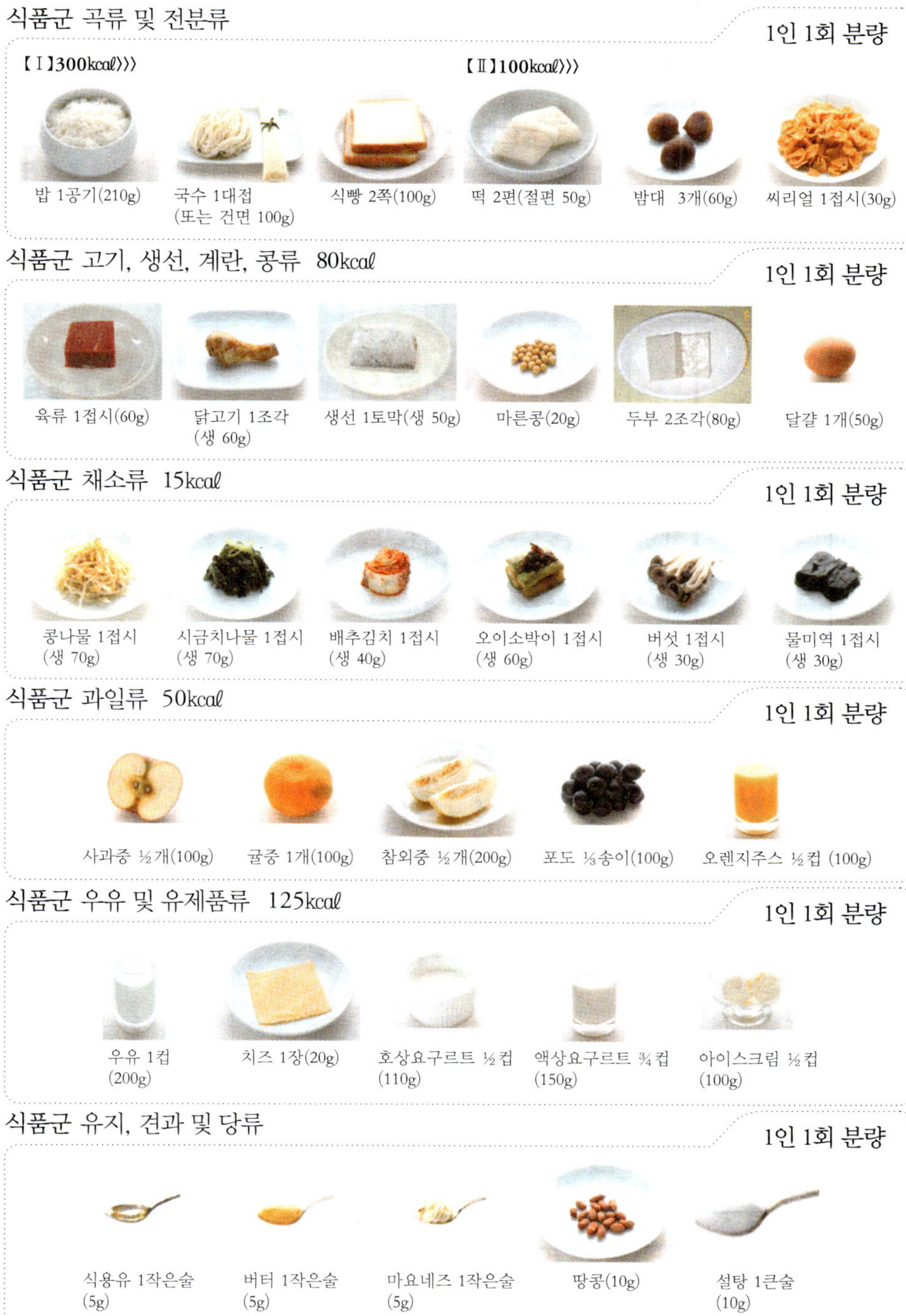
식품군 곡류 및 전분류
1인 1회 분량
【Ⅰ】300kcal〉〉〉
【Ⅱ】100kcal〉〉〉
밥 1공기(210g)
국수 1대접 (또는 건면 100g)
식빵 2쪽(100g)
떡 2편(절편 50g)
밤대 3개(60g)
씨리얼 1접시(30g)
식품군 고기, 생선, 계란, 콩류 80kcal
1인 1회 분량
육류 1접시(60g)
닭고기 1조각 (생 60g)
생선 1토막(생 50g)
마른콩(20g)
두부 2조각(80g)
달걀 1개(50g)
식품군 채소류 15kcal
1인 1회 분량
콩나물 1접시 (생 70g)
시금치나물 1접시 (생 70g)
배추김치 1접시 (생 40g)
오이소박이 1접시 (생 60g)
버섯 1접시 (생 30g)
물미역 1접시 (생 30g)
식품군 과일류 50kcal
1인 1회 분량
사과중 ½개(100g)
귤중 1개(100g)
참외중 ½개(200g)
포도 ⅓송이(100g)
오렌지주스 ½컵 (100g)
식품군 우유 및 유제품류 125kcal
1인 1회 분량
우유 1컵 (200g)
치즈 1장(20g)
호상요구르트 ½컵 (110g)
액상요구르트 ¾컵 (150g)
아이스크림 ½컵 (100g)
식품군 유지, 견과 및 당류
1인 1회 분량
식용유 1작은술 (5g)
버터 1작은술 (5g)
마요네즈 1작은술 (5g)
땅콩(10g)
설탕 1큰술 (10g)

그림 4-3 식품군별 대표식품의 1인 1회 분량

(3) 두류, 견과류, 어류, 조류, 난류, 저지방 육류 등으로 1회 분량은 약 80kcal이고 하루 4~5회 분량을 섭취한다.

(4) 우유 및 유제품(무지방 또는 저지방 우유, 요구르트, 무지방 또는 저지방 치즈 등)은 약 125kcal이고 하루 1회 분량을 섭취한다.

(5) 식사구성탑의 맨 위에 위치한 유지, 견과류 및 당류는 조리할 때 가능한 한 적게 사용한다.

곡류, 과일류 그리고 채소류가 식사계획의 중심에 자리 잡게 되면 만성질환과 암 예방에 중요한 첫걸음을 내디뎠다고 할 수 있다.

위의 내용 외에도 아래와 같은 내용 역시 방어영양 식사 계획의 중요한 요소이다.

① 필수 지방산인 n-6와 n-3 지방산을 균형 있게 섭취하는 것이 중요하다. 연어나 고등어, 정어리 같은 어류는 n-3 지방산인 EPA와 DHA를 많이 함유한다. 이 지방산들은 염증성 프로스타글란딘의 생성을 저해하므로 관절염이나 기타 염증상태를 보이는 자가면역질환에 대해 유익한 효과를 얻을 수 있다.

② 포화 지방산이나 트랜스 지방산 및 콜레스테롤 함량이 높은 식품이나 정제된 당질 섭취를 제한하는 것 역시 중요하다.

우리나라 국민의 영양섭취 실태조사 결과를 보면 대체로 비타민으로는 비타민 B_2가 부족하고, 무기질로는 칼슘이 가장 부족하다.

표 4-2에는 부족하기 쉬운 비타민 B_2, 칼슘, 철의 급원식품을 제시

표 4-2 한국 성인의 섭취가 부족한 미량 영양소와 급원식품

영양소	주요 급원식품
비타민 B_2	동물성 식품: 쇠간, 닭간, 우유, 요구르트, 치즈, 고등어, 돼지고기, 계란
	식물성 식품: 시리얼, 바나나, 시금치, 감자, 당근, 아스파라거스, 브로콜리, 토마토, 복숭아
칼슘	동물성 식품: 무지방 또는 저지방 우유, 요구르트, 치즈, 새우, 멸치, 뱅어포, 고등어, 동태, 꽁치
	식물성 식품: 두부, 메밀, 검정깨, 우유식빵, 크래커, 시리얼, 칼슘강화 오렌지주스, 튀각, 시래기, 케일, 돌나물, 토란대, 브로콜리, 고춧잎, 갓
철	동물성 식품: 쇠간, 닭간, 쇠고기, 양고기, 맛조개, 굴, 참치
	식물성 식품: 쑥, 호박, 무청, 근대, 미나리, 시금치, 시리얼, 검정콩, 보리, 두부, 당밀

하였다. 부족하기 쉬운 영양소들의 주요 급원식품을 항상 염두에 두고 식단을 구성하도록 한다.

그러나 식생활이 불량한 경우 부족한 미량 영양소를 확보하기 위해 비타민 · 무기질 보충제를 복용할 수 있다. 우리나라 성인의 경우 40% 정도가 비타민 무기질 보충제를 섭취하고 있다. 모든 영양소는 식품을 통해서 섭취하는 것이 가장 이상적이지만, 식품을 통해 충분히 섭취하지 못할 경우 섭취부족을 보완하는 수준으로 영양보충제를 섭취하기도 한다. 그러나 무분별하게 과다섭취할 경우 오히려 영양불균형을 초래할 수 있음을 인식해야 한다.

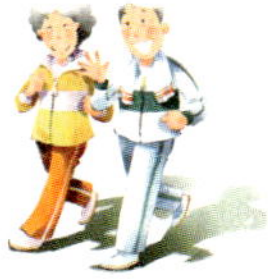

실천해야 할 일

1. 〈그림 4-2〉의 우리나라 어르신을 위한 식생활지침 7가지를 냉장고 위에 적어두고, 매일 실천 여부를 체크해봅시다.
2. 색이 진한 채소와 과일의 충분한 섭취는 여러 가지 만성질환의 예방효과가 있습니다. 어제 먹은 식사 메뉴를 생각해보고 어떤 색들이 식탁 위에 올라와 있었는지, 혹시나 갈색(불고기)과 흰색(흰밥)만이 가득한 '불균형한' 식사를 하지는 않았는지 체크해봅시다.

5 노년기의 만성질환과 식사요법

이미 제3장에서 설명한 바와 같이 노화과정의 특성은 만성질환을 동반하는 것이라고 할 수 있다. 제3기 인생이 시작되면서 한두 가지의 만성질환을 대부분 겪게 되는데, 적절하게 관리만 잘 한다면 건강한 삶을 크게 위협하지는 않는다고 볼 수 있다. 제3기 인생의 만성질환은 예방이 첫째 목표가 되어야 하고, 이미 질병이 유발되었을 때에는 완전히 치료되기가 어려우므로 더 이상 진전되지 않도록 원인에 따라 식생활을 통해 잘 관리하여야 한다. 즉, 만성질환 발생의 위험요소들을 감소시키면서 더 이상 진전되거나 합병증을 일으키지 않도록 약물요법, 식사요법, 운동요법 등으로 적절히 관리를 해야 한다.

올바른 식생활을 통해서 만성질환의 위험요소들을 예방할 수도 있고 치료에 도움을 줄 수도 있다. 여기서는 식생활을 통해 질병을 예방하는 것과 질병을 치료하는 데 도움을 줄 수 있는 식사요법으로 나누

표 5-1 노인의 만성질환 문제와 영양목표

노년기의 만성질환	• 당뇨병(탄수화물 대사와 혈당조절 이상) • 심순환기질환(고혈압, 동맥경화, 고지혈증) • 소화기질환(만성 위염, 변비) • 골격질환(골다공증, 관절염) • 영양성 빈혈 • 치매
노인영양의 목표	• 노화과정 및 만성질환의 지연 • 좋은 식습관 확립

어 설명하고자 한다.

1. 만성질환의 예방을 위한 식생활

성인기 이후에 시작되는 노화는 성장과는 달리 정해진 순서대로 진행되지 않는다. 성장과 성숙이 정점을 이룬 이후 노화가 진행되나, 노화의 개시시기와 진행속도는 여러 가지 인자의 영향을 받아 개인에 따라 다르다. 성인기의 영양상태는 노화에 영향을 끼치는 중요한 인자 중 하나이다. 따라서 성인기 이후 제3기 인생에서도 양호한 영양상태를 유지해 노화의 시기와 속도를 가능한 한 늦추고, 만성 퇴행성 질환의 발생을 예방하는 데 초점을 맞춘 식생활을 영위해야 할 것이다(표 5-1).

첫째, 동물성 지방과 콜레스테롤을 많이 포함한 식사는 암, 고혈압, 당뇨병, 동맥경화, 비만, 뇌졸중에 관련된 위험요소를 증가시키므로 노년기에는 좋지 않다.

둘째, 섬유소가 적은 당질 위주의 식사는 비만, 당뇨병, 뇌졸중, 암 예방에 좋지 않은 영향을 미친다.

셋째, 무기질과 비타민이 부족한 식사, 특히 칼슘이 부족할 경우 골다

표 5-2 만성질환에 영향을 미치는 위험인자

만성질환 위험인자	암	고혈압	당뇨병	골다공증	동맥경화	비만	뇌졸중
고지방식	V	V	V		V	V	V
고당질식						V	
저섬유식	V		V			V	V
저칼슘	V	V		V			
무기질 비타민 부족	V	V		V			
고염식	V	V					
과음	V	V		V	V	V	V
흡연	V	V		V	V		V
스트레스	V	V			V		V
활동부족	V	V	V	V	V	V	
환경오염	V						

표 5-3 만성질환 예방을 위한 식사지침

줄일 것을 권장	• 동물성 지방(포화지방)의 섭취를 줄인다. • 콜레스테롤이 많은 식품을 줄인다. • 단순 당질 식품을 줄인다. • 짠 음식을 피한다. • 알코올 음료는 되도록 제한한다.
실천할 것을 권장	• 식물성 섬유소가 풍부한 식품을 먹는다. • 편식을 피하고, 음식을 골고루 먹도록 한다. • 규칙적으로 식사하고, 잘 씹어서 먹는다.

공증, 고혈압, 암 예방에 좋지 않다. 철 결핍의 경우 빈혈을 유발한다.

넷째, 식염 섭취가 과다할 경우 고혈압의 위험요소를 증가시킨다.

이상의 식생활 외에도 규칙적인 운동수행과 이상적인 체중유지는 만성질환 예방을 위한 필수요건이다.

표 5-2와 표 5-3에는 각각 만성질환에 영향을 미치는 위험인자와 만성질환의 예방을 위한 식사지침을 제시하였다.

2. 만성질환과 식사요법

1) 대사증후군

세계보건기구(WHO)는 1988년 대사증후군을 표 5-4와 같이 당뇨

표 5-4 대사증후군의 기준(WHO)

측정치	질병의 종류	기준범위
공복 시 혈당	당뇨병	≥110mg/dl
혈압	고혈압	≥130/85mmHg
혈중 중성지방	고지혈증	≥150mg/dl
HDL-콜레스테롤	고지혈증	< 40mg/dl 남자
		< 50mg/dl 여자
허리둘레	복부비만	> 90cm 남자
		> 85cm 여자
판정	• 위의 5항목 중 2개 해당하면 위험도 높음 • 5항목 중 3개 이상 해당하면 대사증후군	

병과 인슐린 저항증을 가지고 있으면서, 고혈압, 고지혈증, 복부비만 중에서 두 가지 이상의 증상을 동반한 경우라고 정의하였다.

대사증후군의 발생은 유전적 소인의 영향을 받으나 환경적 요인으로 운동부족과 비만, 특히 복부비만, 그리고 노화의 영향도 받는다.

한편 최근(2007년) 최장수국이라고 하는 일본에서는 건강한 노령화 사회를 만들기 위해서는 대사증후군의 예방과 조기진단이 가장 주요한 요건이라고 생각하고 새로운 기준을 마련하고 이러한 기준을 성인들의 건강검진에 적용하여 국민의 건강관리를 시도하고 있다.

특징은 우선적으로 과도한 복부지방(내장지방 축적 면적이 남녀 공히 100cm^2 이상을 기준)으로 허리둘레가 남성은 85cm이상, 여성은

90cm 이상인 사람으로 다음 세 가지(혈중 지질, 혈당, 혈압) 판정기준 중 두 가지 이상을 나타낼 경우 대사증후군으로 정의하고 건강관리 대상으로 분류한다. 즉 ① 혈중 지질 농도가 중성지방(TG) 함량 150mg/dl 이상 또는 HDL 콜레스테롤 함량 40mg/dl 이하 ② 공복혈당이 110mg/dl 이상 ③ 혈압이 수축기혈압 130mmHg 이상이거나 이완기혈압 85mmHg 이상으로 기준을 정하였다.

대사증후군을 예방하기 위한 식생활로는 먼저 비만을 유발하는 과식을 하지 않도록 하고, 고열량의 간식, 청량음료 등 단 음식을 과다하게 섭취하는 일이 없도록 하여야 한다. 또 돼지삼겹살과 같은 기름기가 많은 고기의 섭취를 제한하고, 비타민, 마그네슘 또는 셀레늄 등이 결핍되지 않도록 영양밀도가 높은 식품을 섭취하도록 한다.

2) 당뇨병

당뇨병은 췌장에서 분비되는 인슐린이 부족하거나 효율적으로 작용을 못할 때 발생하는 질병이다. 당뇨병의 종류와 특성은 표 5-5와 같다. 성인기 이후에 유발되는 당뇨병은 췌장에서 분비되는 인슐린이 부족하여 생기는 인슐린 의존형(Type I; 제1형)이기보다는 대부분이 인슐린 비의존형(Type II; 제2형)에 속한다. 당뇨병의 주요 위험인자 중 하나는 간, 근육 등 주로 인슐린이 작용하는 기관에서 인슐린 저항성이 증가하기 때문이다. 이것은 조직에서 인슐린의 작용력이 약해 포도당이 세포 내로 들어가지 못하고 혈액 중에 쌓이며 소변을 통해 체외

표 5-5 당뇨병의 종류와 특성

	제1형 당뇨병(인슐린 의존형)	제2형 당뇨병(인슐린 비의존형)
발병 시기	주로 어린 나이에 발병	주로 40대 이후 성인기에 발생
발생 빈도	당뇨병의 10~20%에 해당	당뇨병의 80~90%에 해당
인슐린 분비	인슐린 분비가 안 되거나 부족함	인슐린 분비는 정상이지만 작용이 부적절하거나 분비량이 적음
원인	바이러스, 약물, 자가 면역, 유전	유전, 비만, 운동부족, 임신, 스트레스

로 배설된다. 공복시 혈당의 정상범위는 혈장 100ml당 70~110mg이며, 공복 시 혈당이 140mg/100ml이면 당뇨병으로 판정한다. 근래에 들어와서 당뇨병의 유병률이 높아짐을 염려하여 미국당뇨병학회(1997년)에서 당뇨병 예방을 위해서 기준치를 126mg/100ml로 낮추었다.

최근 2005년 국민건강영양조사 자료에 따르면 우리나라 50~60대 성인의 당뇨병 유병률이 남성에서 15~17%, 여성에서는 50대에서 8% 정도에서 60대에서 16% 가까이 증가한 것으로 나타났다(그림 5-1).

당뇨병은 여러 가지 급성 또는 만성 합병증을 가져오므로 정상 혈당치를 유지하는 것을 최우선 목표로 삼고 식생활을 관리하는 것이 중요하다. 당뇨병성 신경증, 신증, 망막증 및 고혈압이나 고지혈증 모두 혈당을 정상 농도로 유지함으로써 예방하거나 발생을 늦출 수 있다. 즉, 당뇨병에서 식사관리의 기본목표는 다음과 같다.

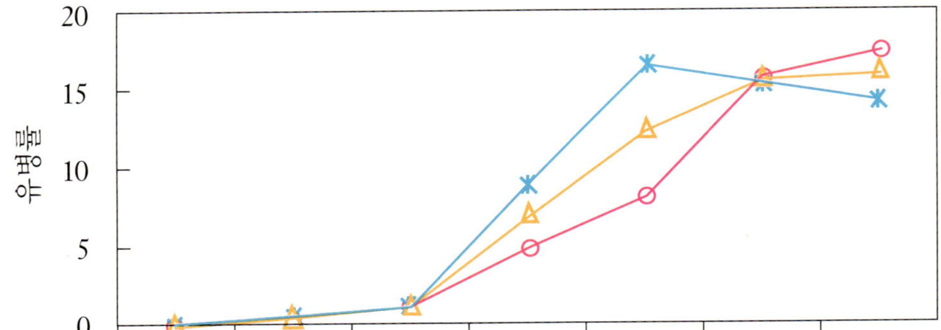

	10~19세	20~29세	30~39세	40~49세	50~59세	60~69세	70+
전체	0.0	0.5	1.2	7.0	12.3	15.6	16.2
남자	0.0	0.6	1.2	9.0	16.6	15.4	14.2
여자	0.0	0.4	1.1	4.9	8.1	15.7	17.4

그림 5-1 우리나라 성인의 당뇨병 유병률

출처: 2005년 국민건강 영양조사 결과, 보건복지부(공복 혈당, 126mg/dL이상)

- 정상에 가까운 혈당치를 유지한다.
- 적절한 혈중 지질농도를 유지한다.
- 적정체중을 유지한다.
- 합병증을 예방하거나 최대한으로 지연시킨다.
- 적절한 영양상태를 유지한다.

당뇨병 유발 요인으로는 복부비만이 가장 중요한 위험인자로 지적되고 있으며, 인슐린 저항증을 개선하는 데는 규칙적인 식생활 관리와 함께 규칙적인 운동이 매우 중요하다. 즉 표준체중 유지에 필요한 열량을 3대 에너지 영양소 배분이 적정하도록 섭취하는 것이 가장 중요하다. 이외에 포화지방 섭취를 줄이고 불포화지방 섭취는 늘리며 콜레스테롤(하루 300mg 이하로 섭취제한)과 단순 당질이나 소금 섭취를 제한하고 식이섬유를 충분히 공급한다. 또한 단백질 영양불량과 아연이나 크롬 또는 철 부족이 췌장에서 인슐린을 만들어 내는 베타-세포의 기능을 저하시키는 것으로 알려져 있으므로 이들 영양소를 충분히 섭취하도록 한다.

식사지침을 요약하면 다음과 같다.

- 열량 섭취량을 결정하여 정해진 양만큼만 섭취한다.
- 식사시간과 간격을 적절하게 분배하고 세 끼를 제시간에 규칙적으로 먹는다.
- 단 음식, 기름진 음식, 짠 음식, 술은 제한한다.

단당류와 이당류와 같은 단순당질은 체내에서 빨리 흡수되어 혈당수준에 직접적으로 영향을 미치고 또 혈중 중성지방 농도도 증가시키므로 제한하는 것이 좋다. 전분이나 복합당류는 체내에서 서서히 분해되어 포도당으로 이용될 때까지 시간이 많이 걸리므로 당뇨병 환자의 경우는 탄수화물의 급원으로 중요하다. 한편 식이섬유, 특히 가용성 식이섬유는 당뇨병의 예방과 치료에서 혈당조절에 좋은 효과를 나타낸다. 즉 식이섬유는 섭취한 음식물이 천천히 위장을 통과시키므로 혈당의 급격한 상승을 막을 수 있고, 혈중 콜레스테롤 수준을 낮추고, 인슐린 감수성을 높이는 작용을 한다.

실제 식생활에서 음식을 섭취할 때 혈당치를 높이는 정도를 혈당지수GI라고 하는데, 이는 순수 포도당을 100으로 하여 비교한 수치이다. 즉 혈당지수 GI가 높은 식품은 GI가 낮은 식품에 비해 빨리 혈당치를 상승시킨다. 표 5-6에는 혈당 지수에 따라 식품을 제시하였다.

표 5-7에는 당뇨병 환자의 혈당 관리를 위한 식단의 예를 제시하였다.

표 5-6 식품별 혈당지수(GI)

혈당지수 범위	식 품
고 GI 식품 (70 이상)	포도당(100), 꿀(87), 감자(90), 떡(80~87), 백미(70~90), 콘플레이크(72~92), 호박(75), 수박(72), 옥수수(70~75), 흰식빵(70), 크루아상(70)
중 GI 식품(56~59)	보리빵(67), 요구르트(64), 초콜릿(60), 바나나(58), 현미(56)
저 GI 식품(55 이하)	도정을 덜한 전곡빵(51), 오렌지주스(46~53), 오트밀(42), 우유(31~34), 사과(34), 대두(15), 채소(10~15), 초콜릿바(14~23)

표 5-7 당뇨병 환자를 위한 식단 예시

	봄		여름	
	식단	간식	식단	간식
아침	배추김치(40g) 생시금치무침(70g) 두부부침(80g) 북엇국 1대접 보리밥 1공기	딸기 10개 (200g)	배추김치(40g) 생가지나물(70g) 삼치구이 1토막(50g) 두붓국 1대접 보리밥 1공기	오렌지 1/2개 (100g)
점심	생상추겉절이(70g) 생취나물무침(70g) 돼지고기 제육(120g) 냉이 된장국 1대접 현미밥 1공기	저지방우유 (200ml)	백김치(40g) 생느타리버섯볶음(30g) 불고기(120g) 아욱 된장국 1대접 콩밥 1공기	저지방우유 (200ml)
저녁	갓김치(40g) 도라지무침(25g) 갈치구이 1토막(50g) 미역국 1대접 잡곡밥 1공기	토마토 1개 (250g)	열무김치(40g) 호박나물(70g) 건북어찜(15g) 시금치 된장국 1대접 현미밥 1공기	복숭아 1/2개 (100g)

표 5-7 계 속

	가을		겨울	
	식단	간식	식단	간식
아침	배추김치(40g) 생도라지무침(25g) 고등어구이 1토막(50g) 북엇국 1대접 보리밥 1공기	배 1/4개 (100g)	배추김치(40g) 생미나리무침(70g) 꽁치구이 1토막(80g) 계란국 1대접 보리밥 1공기	귤 중 1개 (100g)
점심	파김치(25g) 생쑥갓나물(70g) 불고기(120g) 미역국 1대접 콩밥 1공기	저지방 우유 (200ml)	열무김치(40g) 상추겉절이(70g) 닭찜(120g) 버섯전골 1대접 현미밥 1공기	저지방 우유 (200ml) 고구마 1/2개 (90g)
저녁	열무김치(40g) 생연근조림(25g) 계란찜(50g) 근대 된장국 1대접 현미밥 1공기	단 감 1/2개 (100g)	백김치(40g) 우엉조림(25g) 두부부침(80g) 무국 1대접 콩밥 1공기	사과 중 1/2개 (100g)

3) 고혈압

혈압에는 유전적 소인 이외에 여러 가지 식생활 인자와 생활습관인자가 크게 영향을 끼친다. 식생활 인자로 에너지와 나트륨, 칼륨, 칼슘 등 몇몇 무기질 섭취가 중요시되고 있고, 생활습관 인자로는 음주, 흡연, 스트레스, 운동 등이 알려져 있다.

여러 가지 고혈압에 좋지 않은 영향을 미치는 인자 중에서도 평생에 걸쳐 가장 중요하게 다루어지고 있는 영양소가 나트륨이고 실제 식생활에서는 식염의 섭취라고 할 수 있다.

일반적으로 나트륨의 생리적 필요량은 일상 식품에 포함되어 있는 것만으로도 충족될 수 있으나, 인간의 식생활에서는 짠맛을 내기 위해서 식염이나 간장 등 나트륨을 많이 함유하고 있는 조미료를 과다 섭취하는 경우가 허다하다. 따라서 보통의 식생활에서도 나트륨은 과다하게 섭취하기 쉽다. 노년기에는 맛감각이 둔해져서 더욱 음식의 간을 세게 하기 쉬워 식염섭취가 많아진다.

소금 이외에 장류와 김치류가 한국인의 주요 나트륨 급원이다. 국이나 찌개 등의 국물 음식도 나트륨의 섭취를 많게 한다. 그러므로 고혈압을 예방하기 위해서는 김치류, 장류, 젓갈류 등 짠 음식의 섭취를 가능한 한 적게 하고, 조리할 때 가능한 한 소금을 적게 사용하여 싱겁게 먹는 노력이 필요하다. 예를 들면 각종 국이나 찌개 종류에는 1인 분량에 소금이 2~3g이 들어 있으며, 김치류에도 약 1g이 들어 있다. 따라서 하루 세 끼 식사에 국과 김치류의 섭취만으로도 소금 양 10g을 초과하게 된다. 또한 대부분의 가공식품에는 나트륨이 많이 함유되어 있다.

한편 채소류와 과일류에 많이 함유되어 있는 칼륨은 혈압을 낮추는 효과를 나타내므로 섭취를 늘리는 것도 좋은 방법이다. 이외에도 칼슘이 고혈압 발생을 예방한다는 증거가 있으므로 충분한 칼슘 섭취에도 유념하도록 한다. 또한 과다한 음주와 흡연은 혈압을 상승시키는 요인이 되므로 피하도록 하고, 스트레스를 잘 관리하며, 적당한 운동을 습

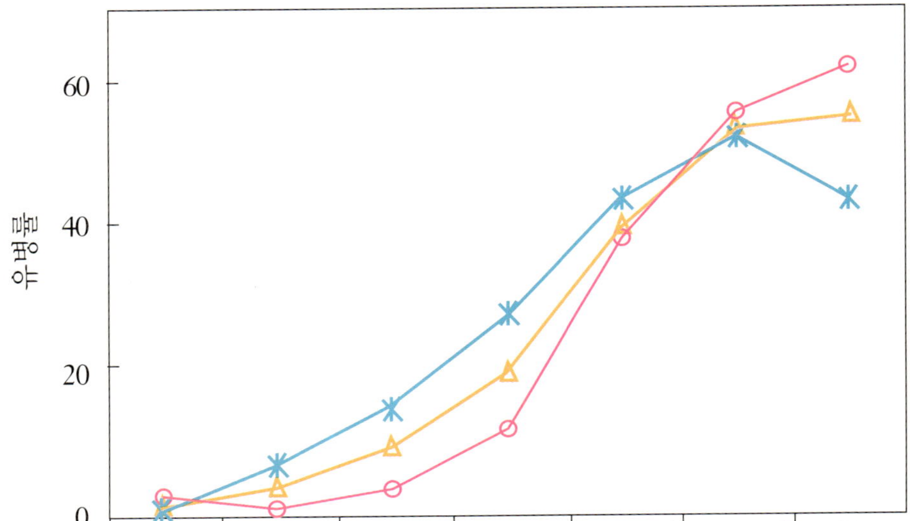

	10~19세	20~29세	30~39세	40~49세	50~59세	60~69세	70+
—△— 전체	1.5	3.7	8.8	19.4	40.6	53.8	55.4
—✳— 남자	1.2	6.5	14.2	27.1	42.9	52.5	43.6
—○— 여자	1.8	0.7	3.1	11.5	38.2	54.9	62.3

그림 5-2 우리나라 성인의 고혈압 유병률

출처: 2005년도 국민건강영양조사 결과, 보건복지부

(최고 혈압 140mmHg 또는 최저 혈압 90mmHg 이상)

관화하는 생활을 한다.

최근 2005년 국민건강영양조사 결과에 따르면 우리나라 사람의 평균 소금 섭취량은 13.4g(나트륨, 약 5g)으로 매우 높은 수준이며, 이는 소금 섭취권장량인 8g을 훨씬 초과하는 양이다.

또 고혈압 유병률을 보면 그림 5-2에서 보는 바와 같이 우리나라 50대 남성의 경우 40% 이상을 보였고, 60대에서는 50% 이상으로 가장 높은 수치를 보였다. 여성의 경우도 50대에서 40%에 근접하였고,

표 5-8 주요 음식 1인 분량의 나트륨, 소금 함유량

종류		나트륨 함유량(mg)	소금 함유량(g)
국	콩나물국	1,390	3.5
	김치국	1,250	3.1
	배추 된장국	1,180	2.6
	시금치 된장국	465	2.5
	어묵국	1,000	2.1
	미역국	821	3.1
	애호박 된장국	750	1.9
	쇠고기무장국	540	1.4
찌개	부대찌개	1,526	3.8
	순두부찌개	968	2.4
	청국장찌개	910	2.3
	김치찌개	814	2.0
	된장찌개	644	1.6
	동태찌개	600	1.5
김치	단무지	1,889	4.8
	나박김치	580	1.5
	오이소박이	570	1.4
	배추김치	458	1.1
	파김치	390	1.0
	열무김치	340	0.9
	열무물김치	330	0.8
	동치미국물	290	0.7
	깍두기	238	0.6
	갓김치	220	0.6
조림	고등어자반조림	1,400	3.5
	갈치조림	610	1.5
	고등어조림	539	1.3
	꽈리고추조림	200	0.5

표 5-8 계 속

종류		나트륨 함유량(mg)	소금 함유량(g)
구이	생선구이(미리 간한 것)	748	1.9
볶음	미역줄기볶음	960	2.4
	제육볶음	628	1.6
	돼지고기김치볶음	590	1.5
	오징어볶음	560	1.4
	쇠고기불고기	523	1.3
	고사리볶음	390	1.0
	도라지볶음	360	0.9
	쇠고기버섯볶음	330	0.8
나물 및 생채	시금치나물	562	1.4
	도라지생채	503	1.3
	오이생채	430	1.1
	오이지무침	400	1.0
	콩나물무침	339	0.8
	무생채	210	0.5
	애호박나물	150	0.4
젓갈	새우젓무침	1,440	3.6
	오징어젓	712	1.8
	아가미젓	590	1.5
	명란젓	530	1.3
일품요리	라면	2,530	6.3
	수제비	1,177	2.9
	떡국	1,061	2.7
	국수장국	805	2.0
	설렁탕	702	1.8

출처: 이연숙, 식사요법 원리와 실습, 교문사, 2007

60대에서 50% 이상을 보였다.

표 5-8에는 우리나라 주요 음식 1인 분량에 들어있는 나트륨과 소금의 양을 제시하였다.

한국인의 소금 섭취 감량을 위한 전략은 다음과 같다.

- 국(찌개) 그릇의 크기를 줄이고 국물은 많이 먹지 않는다.
- 김치를 싱겁게 담그고, 식탁에는 생야채를 곁들인다.
- 된장은 적정염도(8~10%)로 담가서 냉장고에 보관한다.
- 생선은 소금을 뿌리지 않고 조리하여 짜지 않은 소스에 찍어 먹는다.
- 식사 시 소금을 가능한 한 적게 섭취할 수 있는 방안을 고안하여 실천한다.

4) 고지혈증

고지혈증은 혈액 중에 콜레스테롤(혈장 100ml 중 240mg 이상) 이나 중성지방(혈장 100ml 중 200mg 이상)이 과다하게 증가해 있는 상태를 말한다. 특히 LDL-콜레스테롤이나 중성지방이 상승하였거나 HDL-콜레스테롤 농도가 감소한 경우 동맥경화증과 관상동맥심장 질환의 위험률이 높아지므로 문제가 된다. 즉 고지혈증은 혈액 내 과다한 지질이 혈관 내피세포에 손상을 주고 또한 동맥벽에 침착되어 죽상 동맥경화증을 일으킬 수 있으므로 심혈관계 질환의 위험요소가 된다.

최근 2005년 국민건강영양조사 결과에 따르면 우리나라 50~60대 성인의 고콜레스테롤혈증 유병률이 남성은 8~9%, 여성은 14~18%를 나타냈다. 연령별로는 남자는 60대가 9.1%로, 여자도 60대가 18.2%로 가장 높았다(그림 5-3).

고지혈증의 원인은 크게 혈중 콜레스테롤 증가와 중성지방의 증가로 나눌 수 있다. 혈중 콜레스테롤 증가는 주로 식이인자로서 콜레스테롤, 포화지방 및 트랜스지방의 과잉섭취에 기인한다.

한편 혈중 중성지방의 증가는 열량, 지방, 탄수화물의 과잉섭취로

표 5-9 고혈압을 예방하는 식사요법과 생활습관 원칙

줄일 것을 권장	소금(나트륨) 섭취 줄이기 : 고혈압의 경우, 하루 소금 5g(나트륨 2g) : 정상인의 경우, 소금 10g 이내
	콜레스테롤과 포화지방의 섭취 줄이기
	절주
실천할 것을 권장	적정체중 유지: 식사조절과 운동 (걷기)
	칼륨, 마그네슘, 칼슘, 섬유소 섭취 늘리기 : 채소, 과일 잡곡, 콩류, 해조류 섭취 늘리기
	충분한 수분 섭취

출처: 혈압을 낮추는 식사가이드, 국민고혈압사업단, 2006

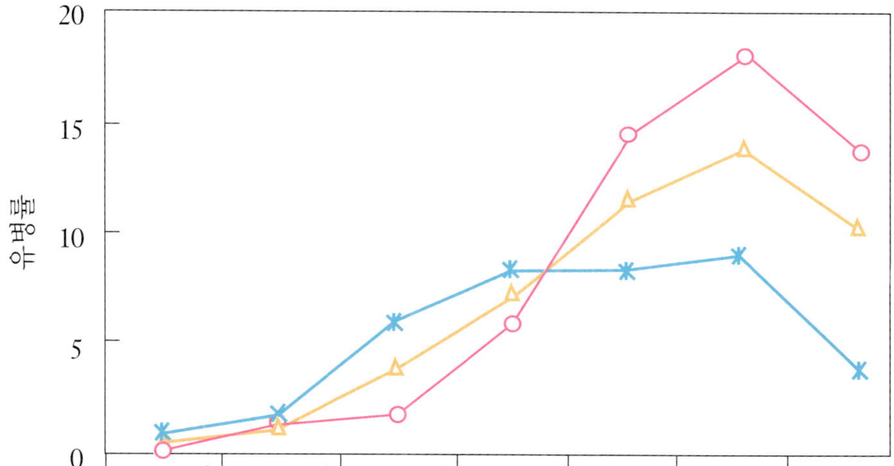

	10~19세	20~29세	30~39세	40~49세	50~59세	60~69세	70+
전체	0.7	1.6	4.0	7.2	11.6	14.0	10.3
남자	0.9	1.7	6.0	8.5	8.5	9.1	4.0
여자	0.4	1.4	1.8	5.8	14.6	18.2	13.9

그림 5-3 우리나라 성인의 고콜레스테롤혈증 유병률

공복 콜레스테롤, 240mg/dL)

출처: 2005년 국민건강영양조사 결과, 보건복지부

인한 복부비만이 주원인으로 작용한다.

콜레스테롤은 동물성 식품에만 존재하며, 식품 100g당 50mg 이상 함유한 상용 식품을 표 5-10에 제시하였다.

따라서 고지혈증을 예방하기 위해서는 콜레스테롤을 비롯해 지방을 과다하게 섭취하지 않도록 하고 총 지방과 에너지 섭취도 제한하고 식이섬유 섭취를 통해 혈중 콜레스테롤 함량을 감소시키려는 노력이 필요하다. 고지혈증과 동맥경화증의 식품선택방법(표 5-11)을 보면, 가급적 피하여야 할 식품으로는 지방이 많은 육류와 내장, 튀긴 닭, 튀긴

표 5-10 식품의 지방과 콜레스테롤 함량(식품 100g당)

식품명	총 지방량(g)	콜레스테롤(mg)
달걀	11.2	470
노른자	31.2	1,300
가공치즈	24.2	80
버터	84.5	200
마요네즈	72.5	200
새우	0.5	130
오징어	1	294
굴	1.8	36
연어	8.4	65
대구	0.4	67
고등어	16.5	48
쇠갈비	18.0	55
쇠간	4.6	246
안심	16.2	70
돼지(삼겹살)	38.3	64
돼지(등심)	16.1	55
베이컨	39.1	60
소시지	24.8	50
닭 간	3.1	358
닭다리	14.6	94
닭 가슴살	2.4	75
닭 날개	15.8	116

출처: 농촌진흥청, 식품성분표, 제7개정판, 2006

표 5-11 고지혈증에 대한 식품 선택방법

식품	선택해야 할 것	가급적 피할 것
어육류	• 쇠고기, 돼지고기, 양고기: 조리 전에 지방을 잘라 낸 살코기 • 껍질을 벗긴 가금류	• 쇠고기, 돼지고기, 양고기(다진 고기), 갈비, 내장 • 가금류 껍질, 튀긴 닭 • 튀긴 생선, 튀긴 조개류 • 고지방 가공육품 (예: 스팸, 소시지, 베이컨)
난류	• 달걀 흰자 • 혈청중성지방만 높은 경우: 일주일에 4개 이하의 달걀 노른자 • LDL-콜레스테롤이 높은 경우: 일주일에 두 개 이하의 달걀 노른자	• 달걀 노른자, 메추리알, 오리알, 생선알젓, 저지방 유제품
저지방 유제품	• 탈지유, 탈지분유, 저지방 우유 • 저지방 요구르트 • 저지방 치즈	• 전유, 연유 • 요구르트 • 치즈, 크림치즈 • 아이스크림, 얼린 요구르트 • 커피크림, 프림
지방	• 불포화지방: 해바라기유, 옥수수유, 대두유, 올리브유 • 마가린: 불포화지방으로 만든 마가린, 저열량 마가린, 특히 부드럽거나 액체 형태 • 샐러드드레싱: 불포화지방으로 만든 것, 저지방 또는 무지방 샐러드드레싱 • 견과류: 땅콩 및 견과류	• 코코넛 기름 야자유 • 버터 돼지기름, 쇼트닝, 베이컨 기름, 딱딱한 마가린, 소기름 • 난황, 치즈, 전유로 만든 샐러드드레싱 • 코코넛

표 5-11 계 속

식품	선택해야 할 것	가급적 피할 것
곡류, 두류	• 밥, 잡곡밥, 국수, 빵, 두부, 옥수수, 강냉이, 기름 없이 튀긴 팝콘	• 달걀, 지방, 버터가 주성분인 빵과 케이크, 고지방 크래커, 비스킷, 칩, 버터로 튀긴 팝콘 등
국	• 조리 후 지방을 제거한 국	• 기름이 많은 국, 크림수프
야채 및 과일	• 신선한 야채, 과일, 기름진 소스가 첨가되지 않은 통조림	• 튀긴 채소 및 과일 혹은 버터, 치즈, 크림 소스가 첨가된 채소 및 과일
간식, 후식	• 음료: 식혜, 수정과, 과일화채, 과일주스, 탄산음료, 펀치 • 당분: 설탕, 시럽, 꿀, 잼, 무지방 사탕 • 후식: 과일, 저지방 요구르트, 젤리, 셔벗, 얼음과자, 허용되는 재료를 사용하여 집에서 만든 과자, 케이크	• 초콜릿, 코코넛 기름, 야자유를 사용하여 만든 초콜릿 바 종류 • 아이스크림 • 파이, 케이크, 도넛, 고지방 과자 • 튀긴 간식류

출처: 고지혈증과 동맥경화증, 고지혈증 치료지침제정위원회, 2003

생선류와 조개류, 스팸, 소시지, 베이컨과 같은 고지방 육가공품, 달걀 느른자, 메추리알, 오리알, 생선알류, 지방을 많이 함유한 유제품, 기름이나 드레싱류, 튀긴 간식류 등이다. 동물성식품도 지방을 제거하거나 껍질을 제거한다면 선택하여도 무방하다.

또한 섬유소가 풍부한 콩류, 잡곡, 해조류, 과일류 등을 충분히 섭취하고 건강한 생활습관을 갖도록 한다. 고지혈증의 식사지침은 표

표 5-12 고지혈증의 식사요법

줄일 것을 권장	열량 섭취의 조절 !
	지방 섭취량(총 열량의 15~20%)과 지방산(포화지방산 6% 이하)의 종류에 주의!
	콜레스테롤 섭취는 1일 300mg 이하로!
실천할 것을 권장	식이섬유소 섭취를 풍부하게!
	생활습관 개선을 위해 노력!

5-12에 제시하였으며, 동맥경화증의 식사요법도 이에 준한다.

5) 암

암은 앞서 설명한 고혈압과 고지혈증에 따른 심장순환기계 질환과 함께 제3기 인생의 건강한 삶을 위협하는 중요한 질환이다. 암 발생과 관련해 유전인자보다는 환경인자의 영향력이 훨씬 크다는 연구 결과들이 많다.

미국 국립암협회에서 암 발생에 기여하는 환경요인들을 분석한 결과를 보면, 음식이 35%로 가장 높고, 다음으로 흡연이 30%, 만성 감염 10% 및 기타 요인으로 음주와 방사선이 각각 3%를 차지하고 있다. 여러 부위의 암 중에서 위암을 비롯해 대장암, 간암, 췌장암, 폐암, 유방암, 난소암, 방광암 및 전립선암이 식생활 인자와 높은 상관성이 있다고 밝혀졌다.

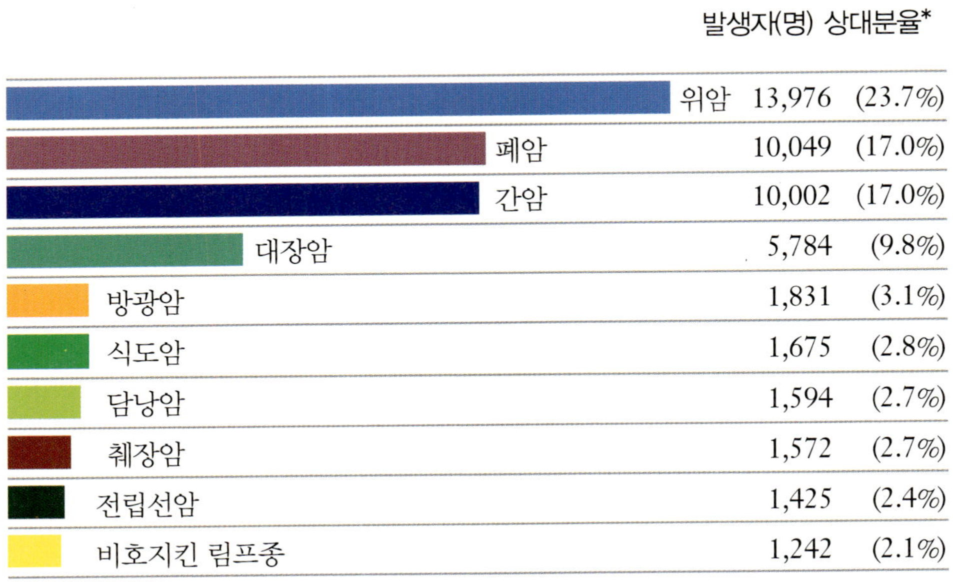

상대분율*: 모든 암에서의 해당 암의 분율

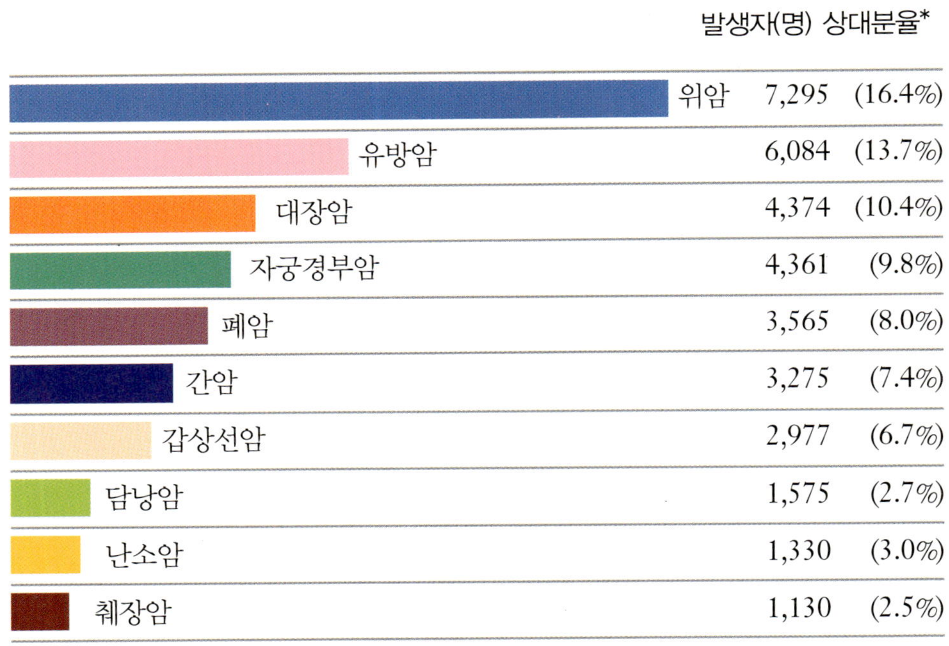

상대분율*: 모든 암에서의 해당 암의 분율

그림 5-4 한국인의 암 발생부위별 빈도(위: 남자; 아래: 여자)

인종 또는 국가 간에 암의 종류나 양상이 많은 차이를 보이는데, 이것도 환경적인 영향 특히 식생활의 차이로 이해된다.

한국인은 위암이나 간암의 발생률이 높은 데(그림 5-4) 비해, 서방 국가에서는 대장암과 유방암의 발생빈도가 높다. 근래에 와서 우리나라에서도 대장암과 유방암이 크게 증가되고 있는데 이것도 우리나라의 식생활이 서구화된 것과 밀접한 연관이 있을 것이라고 추측된다.

암 예방은 올바른 식생활과 생활양식의 실천을 통해 이룰 수 있다. 한국인에서 발생률이 높은 위암, 폐암, 간암, 대장암, 유방암 및 자궁경부암의 일반적인 원인을 고려해 볼 때(표 5-13), 짠 음식, 탄 음식, 염장 가공식품 및 고지방 섭취를 피하고 도정을 덜한 전곡, 채소 및 과일을 통해 식이섬유를 충분히 섭취하는 식생활과 함께 금연한다면 암

암을 이기는 생활습관

- 체중을 조절하여 비만이 되지 않게 한다.
- 지방 섭취량을 에너지 섭취량의 20% 이내로 한다.
- 하루에 식이섬유 섭취량을 20~30g으로 한다.
- 다양한 채소와 과일을 매일의 식사에 포함시킨다.
- 염장식품, 피클류, 훈제식품의 소비는 최소로 한다.
- 알코올은 적당량(남자는 하루 두 잔 이하; 여자는 하루 한 잔 이하) 섭취한다.
- 절대 금연한다.

표 5-13 암의 주요요인과 예방인자

암의 종류	주요 요인	예방인자
위암	• 짠 음식, 탄 음식의 과량섭취 • 채소, 과일 섭취의 부족 • 질산염, 헬리코박터 피로리균	• 우유 및 유제품 • 신선한 채소와 과일
폐암	• 흡연, 직업력(비소, 석면 등), 대기오염	• 녹황색 채소와 과일
간암	• 알코올의 과다섭취, 간염바이러스(B형, C형), 간경변증, 아플라톡신	• 양질의 단백질, 비타민, 무기질
대장암	• 유전적인 요인, 고지방식(포화지방), 식이섬유소 섭취의 부족, 운동부족	• 고섬유식, 양질의 단백질
유방암	• 유전적인 요인, 고지방식, 여성호르몬, 비만	• 저지방식, 콩류
전립선암	• 높은 지방섭취(특히 고기로부터의 포화지방 과다 섭취)	• 녹황색 채소, 과일
방광암	• 커피, 인공감미료, 알코올 섭취, 흡연	• 녹황색 채소, 과일

을 예방할 수 있을 것이다. 이러한 식생활 양식은 앞서 설명한 방어영양의 핵심내용이다.

6) 골다공증

골다공증은 노령화에 따라 뼈의 질량이 감소한 상태를 말한다(그림 5-7). 골격의 외형은 유지되나 골밀도가 낮아 팔목뼈, 등뼈, 엉덩이뼈 등이 변화되고 골절 위험이 높아진다(그림 5-6). 뼈도 대사가 끊임없이 일어나는 조직으로, 뼈의 파골세포에 의해서 오래된 뼈를 분해하고, 조골세포에 의해서 뼈를 새로 만드는 대사과정을 갖는다.

그림 5-7에 제시한 바와 같이 성장초기 및 청소년기까지는 뼈의 분

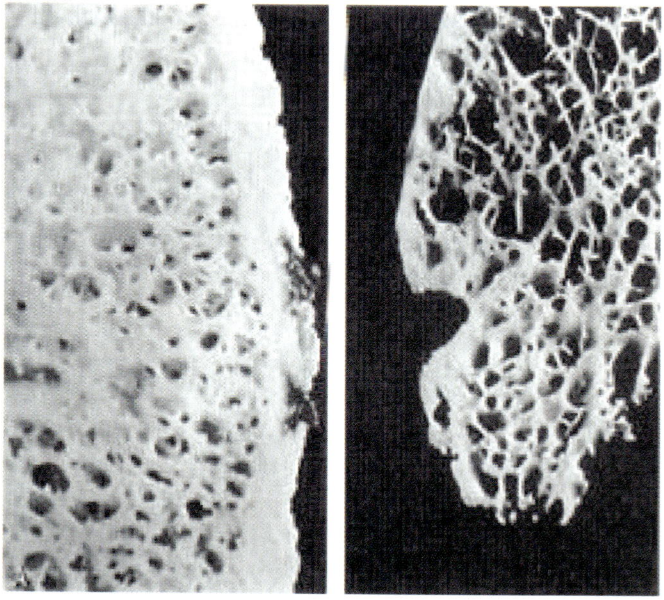

A: 정상 뼈　　B: 골다공증 뼈

그림 5-5 정상 뼈와 골다공증 뼈의 비교

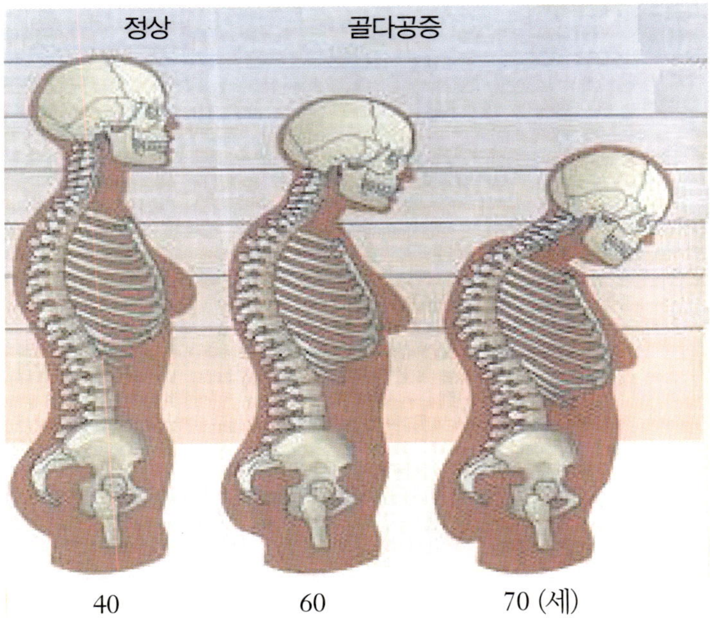

그림 5-6 연령에 따른 골다공증 척추의 변화

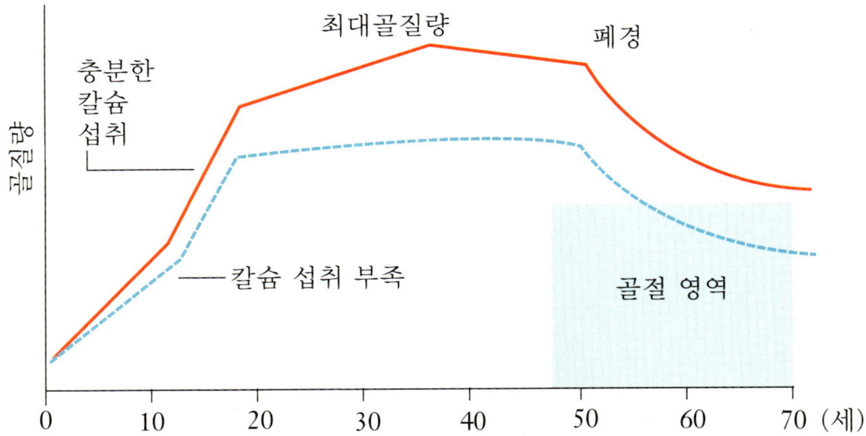

그림 5-7 최대골질량의 형성과 골다공증의 발병과정

해량보다는 생성량이 훨씬 많아서 골격이 커지고 뼈량(골질량)은 많아진다. 성인기에는 골질량이 정점을 이루고, 이를 최대골질량 peak bone mass이라고 한다. 성인기인 30세경에 최대 골질량을 이룬 후 40~50세까지는 그런대로 골질량을 유지하지만, 노년기에 접어들면서 뼈의 생성량보다 분해량이 더 많아져서 뼈 양은 적어지고 골 손실이 발생한다. 이와 같은 노화로 인한 골 손실은 남자와 여자 모두에서 나타난다. 그러나 여자에서는 폐경 이후 더 빠른 속도로 골 손실이 일어나는데(그림 5-7), 이는 여성호르몬인 에스트로겐의 분비가 감소되면서 파골세포의 활성이 촉진되기 때문이다.

골다공증의 위험요인으로는 표 5-14와 같이 식사요인(칼슘과 비타민 D의 섭취 부족 등) 이외에도 유전(가족력), 인종(백인 또는 아시아인), 여성(폐경 후), 신체활동(운동부족), 체중(저체중), 질병 또는 약물 복용으로 인한 골 손실, 흡연, 알코올, 카페인 등이 있다.

노령화에 따른 골다공증은 치료가 어렵기 때문에 예방이 무엇보다도 중요하다. 골다공증을 예방하기 위해서는 첫째, 성인기까지 가능한 한 최대골질량을 많이 확보하여야 하고 둘째, 노년기에서 뼈 손실을 최소화해야 한다.

먼저, 최대골질량을 증대시키기 위해서는 뼈가 축적되는 시기인 성장기 특히 사춘기 전후에 뼈를 만드는 데 필요한 칼슘, 인, 비타민 D, 비타민 K, 비타민 C, 단백질 등 골격형성 영양소를 충분히 섭취하여야 한다. 이 영양소들 중 가장 강조되는 것은 칼슘이다.

우리나라 성인의 하루 칼슘 섭취권장량은 700mg으로 서구에 비하

표 5-14 골다공증 발생의 위험인자

유전	가족력
인종	백인 > 아시아인
연령과 성	여성, 노령화(60세 이상)
신체활동	운동부족, 부동상태
식사요인	칼슘 섭취부족, 비타민 D 섭취부족
체중	저체중, 저체지방
호르몬(에스트로겐) 부족	폐경, 난소 절제
약물복용	당뇨병, 갑상선 항진증, 만성질환
기타 요인	흡연과 알코올 과다섭취, 카페인 과다섭취, 섬유소 과다섭취

면 낮게 책정되어 있다. 그럼에도 불구하고 우리나라 국민 영양상태를 조사한 거의 모든 연구 결과에서 칼슘이 어느 연령층을 막론하고 가장 섭취가 부족한 영양소라고 보고하고 있다. 2005년 국민건강 영양조사 결과에서도 평균 섭취량이 권장량의 75%에도 미치지 못하는 사람 수는 모든 연령층에서 절반 이상이나 되었다.

칼슘은 일반적으로 많은 식품 중에 함유되어 있으며, 특히 우유와 유제품, 뼈째 먹는 생선류, 해조류, 두류, 곡류, 녹색채소 등에 많이 함유되어 있다. 칼슘의 주요 급원식품으로 식품 100g당 100mg 이상을 함유한 식품을 표 5-15에 제시하였다.

또한, 뼈 손실량을 줄이고 골질량을 유지하기 위해서는 계속 골격을

표 5-15 칼슘이 많이 함유된 식품 (식품 100g당)

식품 (100g)	칼슘(mg)	식품(100g)	칼슘(mg)
우유	105	대두(노란콩)	245
연유(무가당)	225	검은콩	220
분유(탈지)	1,250	밤콩	239
치즈(자연)	633	두부	126
요구르트(호상)	105	동두부	660
아이스크림	130	튀긴 두부	295
멸치(말린 것)	1,290	김	490
잔멸치	902	꼬시래기	630
멸치젓	592	다시마(생것)	103
꽁치통조림	198	미역(생것)	153
고등어통조림	167	튀각	792
참치통조림	107	파래(말린 것)	652
북어	243	갓	193
노가리	432	고춧잎	211
뱀장어	157	곰취	241
미꾸라지	736	냉이	145
뱅어포	982	돌나물	212
쥐치포	126	들깻잎	211
재치조개	181	명일엽	235
개조개	131	무청	329
굴	109	우거지	335
어리굴젓	196	토란대(말린 것)	1,050
조갯살	207	쑥	230
대합	161	도라지(말린 것)	232

표 5-15 계 속

식품 (100g)	칼슘(mg)	식품(100g)	칼슘(mg)
우렁	1,567	비름나물	169
바닷가재	230	신선초	235
꽃게	118	케일	281
참게	359	파슬리	206
건조게살	669	호박잎	180
		호박고지	165
꽃새우(말린 것)	4,068	잔새우(말린 것)	2,100
젓새우	695	중새우(말린 것)	2,767
잔새우(생것)	120	큰새우 (말린 것)	236

출처: 농촌진흥청, 식품성분표, 제7개정판, 2006

형성하는 데 필요한 영양소를 충분히 섭취하고 체중부하 운동 등 신체 활동으로 뼈를 자극해야 한다. 최근에는 갱년기증후군 증세 완화나 골다공증을 예방을 위해서는 에스트로겐 대체요법Estrogen Replacement Therapy: ERT에 의존하는 경우가 있으나, 이로 인한 여러 가지 부작용 때문에 이용하는 데는 상당히 제한을 받는다. 대두나 대두제품에는 이소플라본isoflavones이라는 성분이 함유되어 있는데, 이 물질은 그 화학구조나 기능이 에스트로겐과 유사하여 식물성 에스트로겐phytoestrogens이라고 불린다. 즉 대두와 대두제품에 들어 있는 이소플라본(제네스테인, 다이드제인 등) 성분은 에스트로겐처럼 뼈의 손실을 억제하는 효과가 있는 것으로 밝혀지고 있다. 특히 대두에 함유되어 있는 여러 가지 건강 기능성 성분들은 항암효과와 항산화효과를 나타내므로, 대두 및 대두제

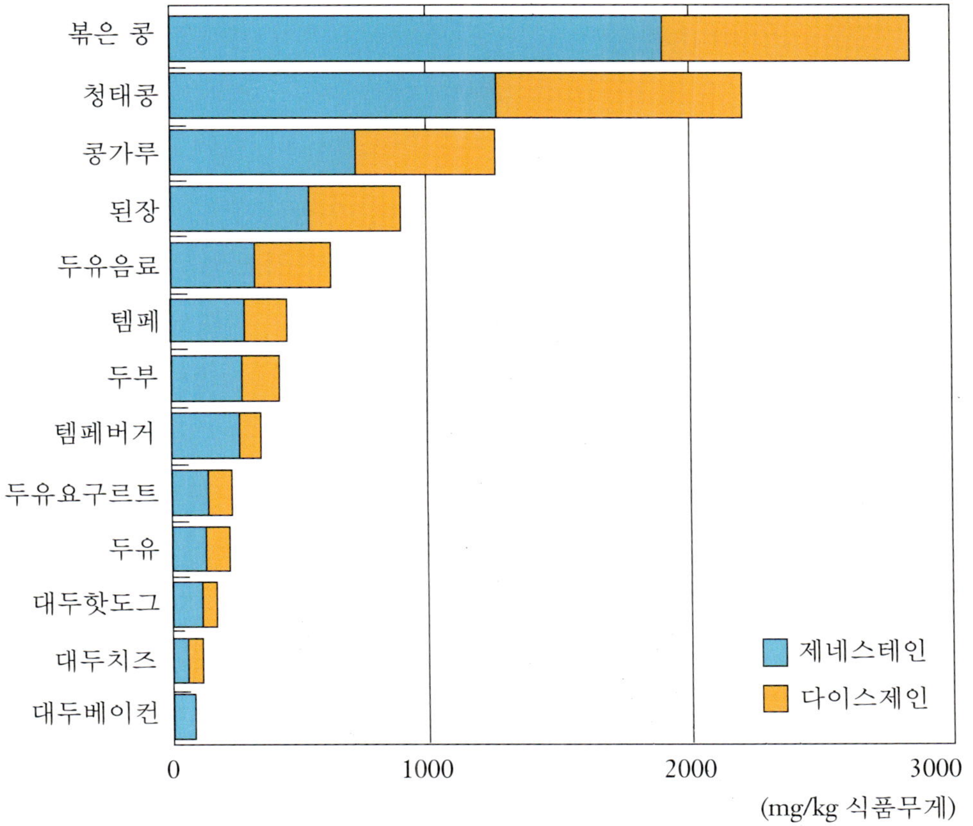

그림 5-8 대두식품의 조리, 가공처리에 따른 이소플라본의 함량

품을 각종 만성질환의 예방과 식사요법에 적극 이용하는 것도 좋은 방법이다.

그림 5-10에는 대두 및 대두제품의 이소플라본 함량을 제시하였다. 대두식품은 주로 열처리 및 조리과정을 거쳐서 섭취하게 되는데, 이때 조리, 가공처리에 따라 이소플라본의 함량은 상당히 변화한다.

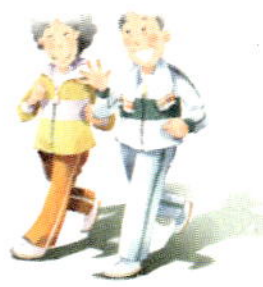

실천해야 할 일

1. 〈표 5-3〉에 제시한 만성질환의 예방을 위한 식사지침을 매일 실천하도록 노력합시다.

2. 만성질환은 치료보다는 예방이 중요합니다. 따라서 정기 건강검진을 받고, 검진 결과 위험 수준인 항목들이 있으면 식생활을 통해 개선할 수 있도록 노력해봅시다.

3. 저염식사는 짠맛에 익숙한 한국인의 식생활 습관상 현실적으로 실천하기가 쉽지 않으므로 갑자기 바꾸기보다는 몇 개월에 걸쳐 고쳐나가는 것이 바람직합니다. 소금 섭취를 하루 10g 이하로 줄이는 방법을 찾아 실천해봅시다.

부록

부록으로 만성질환을 예방 및 개선하는 데 도움이 되는 식단을 질환별, 계절별로 소개하였습니다. 본문 중에 소개되어 있는 당뇨 식단을 제외한 고혈압, 고지혈증, 비만 식단을 참고하여 식생활을 통해 질환을 개선 및 예방하도록 합시다.

1. 고혈압 환자를 위한 식단

	봄		여름	
	식단	간식	식단	간식
아침	저염백김치(40g) 생취나물무침(70g) 두부부침(80g) 계란국 1대접 콩밥 1공기	딸기 10개 (100g)	저염백김치(40g) 생콩나물무침(70g) 꽁치구이 1토막(50g) 두붓국 1대접 보리밥 1공기	포도 1/3송이 (100g)
점심	저염배추김치(40g) 생콩나물무침(70g) 돼지고기 제육(120g) 냉이된장국 1대접 보리밥 1공기	저지방우유 (200ml) 감자 중 1개 (130g)	생상추겉절이(70g) 호박나물(70g) 불고기(120g) 배추맑은국 1대접 콩밥 1공기	저지방우유 (200ml)
저녁	생 저 염 오 이 소 박 이 (70g) 미나리나물(70g) 조기찜 1토막(50g) 무국 1대접 현미밥 1공기	토마토 1개 (250g)	저염열무김치(40g) 생느타리버섯볶음(70g) 건북어찜(15g) 시금치 된장국 1대접 현미밥 1공기	수박 1쪽 (200g)

	가을		겨울	
	식단	간식	식단	간식
아침	저염배추김치(40g) 생도라지무침(25g) 고등어구이 1토막(50g) 두붓국 1대접 보리밥 1공기	배 1/4개 (100g)	저염배추김치(40g) 생쑥갓나물(70g) 꽁치구이 1토막(80g) 두붓국 1대접 콩밥 1공기	귤 중 1개 (100g)
점심	저염열무김치(40g) 생미나리무침(70g) 불고기(120g) 콩나물국 1대접 콩밥 1공기	저지방우유 (200ml)	생콩나물무침(70g) 상추겉절이(70g) 불고기(120g) 시래기 된장국 1대접 현미밥 1공기	저지방우유 (200ml) 고구마 1개 (90g)
저녁	저염백김치(40g) 미역초무침(30g) 두부부침(80g) 근대 된장국 1대접 현미밥 1공기	단 감 1/2개 (100g)	저염백김치(40g) 생도라지무침(25g) 계란찜(50g) 뭇국 1대접 보리밥 1공기	사과 중 1/2개 (100g)

2. 고지혈증 환자를 위한 식단

	봄		여름	
	식단	간식	식단	간식
아침	배추김치(40g) 생콩나물무침(70g) 두부부침(80g) 북엇국 1대접 보리밥 1공기	딸기 10개 (100g)	배추김치(40g) 가지나물(70g) 삼치구이 1토막(50g) 두붓국 1대접 현미밥 1공기	참외 1/2개 (120g)
점심	생상추쌈(70g) 나박김치(40g) 불고기(120g) 냉이된장국 1대접 현미밥 1공기	저지방우유 (200ml) 절편 2쪽 (50g)	열무김치(40g) 애호박나물(70g) 제육볶음(120g) 근대된장국 1대접 콩밥 1공기	옥수수 1/2개 (50g)
저녁	깍두기(40g) 취나물무침(25g) 조기찜 1토막(50g) 미역국 1대접 콩밥 1공기	토마토 1개 (250g)	오이소박이(70g) 생느타리버섯볶음(30g) 계란찜(50g) 콩나물국 1대접 현미밥 1공기	수박 1쪽 (250g)

	가을		겨울	
	식단	간식	식단	간식
아침	갓김치(40g) 도라지생채(25g) 갈치구이 1토막(50g) 쇠고기뭇국 1대접 콩밥 1공기	배 1/4개 (100g)	깍두기(40g) 맨김구이&간장(30g) 두부조림(80g) 계란국 1대접 보리밥 1공기	귤 중 1개 (100g)
점심	파김치(25g) 고사리나물(70g) 닭찜(120g) 시금치 된장국 1대접 보리밥 1공기	저지방우유 (200ml) 찐감자 1개 (130g)	배추김치(40g) 쑥갓나물(70g) 불고기(120g) 시래기 된장국 1대접 콩밥 1공기	저지방우유 (200ml) 고구마 1개 (90g)
저녁	배추김치(40g) 미역초무침(70g) 고등어조림(50g) 버섯전골 1대접 현미밥 1공기	단 감 1/2개 (100g)	백김치(40g) 오이생채(70g) 꽁치구이 1토막(80g) 무맑은국 1대접 현미밥 1공기	사과 중 1/2개 (100g)

3. 비만환자를 위한 식단

	봄		여름	
	식단	간식	식단	간식
아침	백김치(40g) 생콩나물무침(70g) 두부조림(80g) 북엇국 1대접 쌀밥 1공기	딸기 10개 (100g)	열무김치(40g) 우엉조림(25g) 가자미구이 1토막(50g) 두붓국 1대접 보리밥 1공기	수박 1쪽 (200g)
점심	생상추겉절이(70g) 생오이생채(70g) 돼지고기 제육(120g) 냉이 된장국 1대접 현미밥 1공기	저지방우유 (200ml)	백김치(40g) 생느타리버섯볶음(30g) 불고기(120g) 콩나물국 1대접 현미밥 1공기	저지방우유 (200ml)
저녁	갓김치(40g) 취나물무침(25g) 조기찜 1토막(50g) 미역국 1대접 보리밥 1공기	토마토 1개 (250g)	배추김치(40g) 호박나물(70g) 오징어무침(50g) 시금치된장국 1대접 쌀밥 1공기	사과 중 1/2개 (100g)

	가을		겨울	
	식단	간식	식단	간식
아침	열무김치(40g) 생도라지무침(25g) 계란찜(50g) 북엇국 1대접 보리밥 1공기	배 1/4개 (100g)	배추김치(40g) 생파래무침(30g) 꽁치구이 1토막(50g) 두붓국 1대접 콩밥 1공기	귤 중 1개 (100g)
점심	파김치(25g) 생고사리나물(70g) 닭찜(120g) 콩나물국 1대접 쌀밥 1공기	저지방우유 (200ml)	깍두기(40g) 상추겉절이(70g) 불고기(120g) 시래기 된장국 1대접 현미밥 1공기	저지방우유 (200ml) 고구마 1/2개 (90g)
저녁	배추김치(40g) 미역초무침(30g) 고등어구이 1토막 (50g) 근대 된장국 1대접 현미밥 1공기	단 감 1/2개 (100g)	백김치(40g) 생도라지무침(25g) 생낙지볶음(80g) 뭇국 1대접 쌀밥 1공기	사과 중 1/2개 (100g)

이연숙

서울대학교 농업생명과학대학 졸업(가정학 학사)
일본 The University of Tokyo(동경대학) (농학 석사, 농학 박사)
미국 코넬대학교 및 노스캐롤라이나 대학교 연구교수 역임
서울대학교 식품영양학과 교수(현재)
대한 지역사회 영양학회 회장 역임

저서
《식사요법》, 《생애주기영양학》, 《식사요법 원리와 실습》 등 37권(국외 1권)

제3기 인생 길라잡이 시리즈 9

건강 장수를 위한 식생활

저자 이연숙
기획 최성재

2008년 11월 13일 초판 제1쇄 인쇄
2008년 11월 20일 초판 제1쇄 발행

발행인 이장무
발행처 서울대학교출판부
151-742 서울 관악구 관악로 599
마케팅과 02-889-4424, 02-880-7995
Fax 02-888-4148
E-mail snubook@snu.ac.kr
Home-page http://www.snupress.com

출판등록 제15-3호

ISBN 978-89-521-0950-7 14590
세트 978-89-521-0851-7

값 5,000 원

제3기 인생 길라잡이 시리즈

01 새로 시작하는 제3기 인생 최성재

02 우리 몸의 노화 박상철

03 아름다운 노후를 위한 정신건강 조맹제

04 장수를 위한 구강관리 고홍섭 외

05 제3기 인생, 디지털 날개를 달자 김성준

06 활기찬 노년을 위한 여가활동 김동진

07 제3기 인생, 운동으로 지키는 건강 송욱 외

14 세월과 마음 민경환 · 김민희

08 세월을 새긴 글, 자서전 한경혜 · 주지현

〈근간〉

- 세월의 흐름과 기억력 변화 김정오
- 제3기 인생의 신체 건강 (I) 김철호
- 제3기 인생의 신체 건강 (II) 김철호
- 노년과 가족 그리고 이웃 한경혜
- 제3기 인생과 종교생활 윤이흠
- 아직도 늦지 않는 공부 윤희원
- 봉사하는 제3기 인생 최성재
- 제3기 인생의 복지 최성재
- 제3기 인생의 경제와 재산관리 최현자
- 제3기 인생의 건강과 약물 서유현